苏凤哲中医湿病证治精华

主　　编　苏凤哲　许松勤　王　芹

参编人员　周光春　周梦佳　王小娟　顾红岩

　　　　　李永红　王长志　武亚田　武　娜

　　　　　邢聪丽　邓春燕　李　敏　王　培

U0289080

科学技术文献出版社
SCIENTIFIC AND TECHNICAL DOCUMENTATION PRESS

·北京·

图书在版编目（CIP）数据

苏凤哲中医湿病证治精华 / 苏凤哲，许松勤，王芹主编. —北京：科学技术文献
出版社，2021.11（2024.5重印）
ISBN 978-7-5189-8506-7

Ⅰ.①苏…　Ⅱ.①苏…　②许…　③王…　Ⅲ.①湿热（中医）—中医治疗法
Ⅳ.① R254.2

中国版本图书馆 CIP 数据核字（2021）第 215630 号

苏凤哲中医湿病证治精华

策划编辑：薛士滨	责任编辑：钟志霞 郭 蓉	责任校对：张永霞 责任出版：张志平

出　版　者　科学技术文献出版社
地　　　址　北京市复兴路15号　　邮编 100038
编　务　部　（010）58882938，58882087（传真）
发　行　部　（010）58882868，58882870（传真）
邮　购　部　（010）58882873
官 方 网 址　www.stdp.com.cn
发　行　者　科学技术文献出版社发行　全国各地新华书店经销
印　刷　者　北京虎彩文化传播有限公司
版　　　次　2021 年 11 月第 1 版　2024 年 5 月第 2 次印刷
开　　　本　710×1000　1/16
字　　　数　178千
印　　　张　11
书　　　号　ISBN 978-7-5189-8506-7
定　　　价　49.80元

前　言

随着社会的发展和生活环境的改变，"湿"越来越成为热门的话题。中医临床所见的病症，几乎都与湿有密切的关系。我的导师国医大师路志正先生早在20世纪70年代就提出"百病皆由湿作祟"的观点，这一论断逐渐被临床所证实。吾于2005年拜路志正先生为师，2008年又作为路志正先生的传承博士后进站，至2011年出站，侍诊抄方6年之余。这期间总结发表了反映路志正先生学术思想的论文50余篇，对其辨证思维模式也有较深的领悟。路志正先生临证，善从脾胃、湿病入手，注重升降条达，五脏和谐。在总结多年临床经验的基础上，其提出了"持中央，运四旁，怡情志，调升降，顾润燥，纳化常"调脾胃十八字方针。十几年来，深刻领悟路志正先生的十八字方针，以此为圭臬指导辨证用药，临床水平和解决疑难杂症的能力有了很大提高，以至每出诊患者盈门，逾百余人。论湿治湿是路志正先生临证一大特点，围绕湿证圆机活法，巧施方药，处方看似普通，却能收到神奇的效果。这也激发了我对湿病的兴趣，开始潜心研究湿病的理论及临床。自2016年以来，主管部门先后为我建立了湿病工作室、北京市3+3薪火传承"苏凤哲名老中医工作室"，遂组织师徒开展湿病的临床研究，几年来先后发表了有关湿病的论文十余篇，编写出版了《别让湿气伤了你》《湿病效验名方》等湿病专著，又将临证中对于湿病的领悟及验案，总结编写了《苏凤哲中医湿病证治精华》一书。本书第一章为湿病医论，乃是对常见湿病的个人领悟和临证心得，如湿秘论、湿晕论、湿痹论、湿燥论等；第二章为湿病证治经验，乃是将导师路志正先生的湿病理论运用于临床的经验总结，大部分为弟子已发表的论文；第三章为湿病临证医案，分别是肝、心、脾胃、肺、肾五个系统，以及血液肿瘤、经络肢体、妇科等方面湿病的证治医案。

本书也是笔者十几年来临床工作的总结，由于个人学识尚浅，体会不深，不足之处，敬请同道指正。

苏凤哲

目　录

第一章 湿病医论

第一节 湿燥论

湿燥，因湿致燥者也，湿与燥，一阴一阳，本为异类，何以同类相论？盖湿因于气虚水谷不化，燥因于气虚津液不生，二者皆本于气，此中之气，乃肺气、脾气、肾气者也。此三气与水液、津液的生成、输布、代谢相关，三者任一脏气功能失调，皆可导致水湿津液的代谢异常，从而生湿、生燥，湿与燥可兼夹、转化，形成湿中有燥、燥中有湿的病证。

在外感病证中，风、寒、暑、湿、燥、火为常见的病因，其中湿与燥最为重要，清代医家石寿棠在《医原》中认为风、寒、暑、火皆由燥、湿所化，指出"风固燥、湿二气所由动也，寒暑固燥、湿二气所由变也，火固燥、湿二气所由化也"。在六气之中，"燥湿之气，各主一岁之半"，春季湿气生，夏季湿气盛，秋季燥气生，冬季燥气盛。上半年主湿，下半年主燥，其他邪气相伴而生。如春、夏之季，雾露水湿、汗出沾衣、饮食生冷，皆可使脾阳受伤而患湿证。秋、冬之季，气候凉燥、久旱无雨，又七情所伤，服辛辣、燥热之品，导致津亏体燥而多患燥证。在外感病证中，往往出现湿与燥兼夹的现象，如外湿侵犯体表，可出现恶寒，身体拘急，皮肤瘙痒，搔抓出水，渴而不欲饮，肢体困重、浮肿，关节疼痛，舌苔白滑等症。但感受湿邪，往往可因"湿郁则不能布津而化燥"，从而伴有口干、咽痛、目赤肿痛、舌红少苔或少津等燥证。燥邪侵犯肌表，则出现皮肤干燥，咽干口燥，少汗，头胀痛，痰少而黏，眼干，目赤肿痛，关节疼痛，便秘，舌红少苔或少津。但燥邪侵犯阳虚之体则容易化湿，往往伴有恶寒，皮肤瘙痒，搔抓出水，渴而不欲饮，肢体浮肿，关节疼痛，舌苔白滑等湿证。故治疗外感湿证，宜治湿为本，治燥兼之，在使用辛淡化湿之品同时参以辛润以解燥，不可过用温燥、苦寒之品，防止湿邪燥化；治疗外感燥证，宜辛凉宣透，佐苦淡化湿，不宜过用滋润、补腻之品，防止燥邪化湿。如治疗暑湿外感，内伤脾胃之六和汤（《太平圣惠方》），方中以藿香、香薷芳香化湿，厚朴、砂仁、半夏苦温燥湿，扁豆、茯苓淡渗利湿，杏仁宣肺通调水道，又加入人参、甘草、木瓜补气辛润以解燥。治疗燥邪犯肺之杏苏散，以前胡、杏仁、紫苏、陈皮、桔梗辛开温润降肺气，又以半夏、茯苓、生姜、大枣燥湿，渗湿，健脾化湿防止燥邪湿化。

国医大师路志正弟子李连成等在对石家庄地区湿阻患者进行流行病学调查时发现，湿阻两年以上的患者，其湿性黏腻、重浊的症状一直延迟到秋季不去，复感于燥，则形成内蕴湿邪，外感燥邪的证候。清代著名医家吴瑭所言："湿证未已，燥证复起"正是对这一病证的概括。单丽娟等也通过流行病学调查发现，燥邪是西北燥证的主要原因，进一步认为西北燥证患者夹湿的人多见，外燥内湿是西北燥证的主要特点之一。西北之燥，寒凉燥为主，感受燥邪除伤津、干涩的症状外，寒邪侵袭人体，导致气血凝滞，脾失健运，肺失肃降，津液升降出入、输布障碍，致使津液内停而生湿，形成外燥内湿证。因燥而致湿，湿又化燥，形成燥湿兼夹之证。

五脏属性，肝主风，心主热，脾主湿，肺主燥，肾主寒。五脏功能失调亦可产生风、热、湿、燥、寒的证候，所谓"内生五邪"是也。内生五邪，往往燥、湿夹杂为病。

肺气布津，主宣发肃降，宣发则水谷精微物质布散全身以滋润；肃降则通调水道以调节水液代谢。若肺宣发失职，肺不布津，机体失养可生内燥；若肃降失职，水液输布、运行、排泄障碍而津液凝聚成痰，积水从而生湿。故肺的生理功能状态为燥与湿并存，保持不干不润的动态平衡。肺燥津伤，可见咳嗽、咳血、潮热、盗汗、口干；肺虚湿郁，或肺燥不能行水，则水湿内停，可见咳嗽痰多，胸水，喘憋。

脾居中焦属土，主运化水谷精微和水湿，是全身气机升降的枢纽，水液转枢的大坝。《素问·经脉别论》曰："饮入于胃，游溢精气，上输于脾，脾气散精，上归于肺，通调水道，下输膀胱，水精四布，五经并行。"说明了脾运化水液，化生精气，营养脏腑经络的功能及在水液代谢中的作用。脾喜燥恶湿，若恣食肥甘厚味，饮食生冷则伤脾，脾虚运化失常，水液不能输布，停聚于体内则生湿，脾虚湿困，气机壅滞，则出现脘腹痞满、纳呆、腹胀、不欲饮食。脾气不升，湿浊下注则出现气短懒言、泄泻脱肛、带下崩漏等症状。另外，过食肥甘厚味，辛辣酒醴，日久酿湿积热，阻于中焦，可造成脾胃湿热蕴结，从而生燥热，可出现胃酸、大便黏滞、口苦、口疮等症状。若脾胃功能失调，脾不能为胃行其津液，则津液匮乏，化燥生热。可出现口干、眼干、大便干等干燥症状。所以脾虚湿重是湿证的主要病机，脾虚燥证在临床也不少见。脾虚湿、燥可以并存，且可以互为转化，故治疗燥证，调理脾胃是治疗一大法门。

脾虚湿困久之土壅木郁，可损伤肝血，导致脾虚肝燥。表现为脾虚水湿停留，发为鼓胀，同时伴有腹胀、面目发黄、癥瘕积聚、手掌红赤、口干衄血等症状。甚者耗伐肝肾之阴，出现腰酸气力全无，动则气喘等重症。此乃肝与脾，燥湿并存，所以治疗应肝脾同病，治湿而不忘燥，治燥亦勿忘湿，二者和而治之，是圆机活法、调和肝脾之机要。

脾虚湿证伴有肾燥，也是临床常见的病证。肾为先天，脾为后天，两者互为滋养，相互补充。脾虚日久，必伤及肾，肾虚亦可伤脾，二者犹如亲兄弟，不可区分。脾虚有湿，精微物质化生不足，不能充养于肾，则脾湿肾燥，出现全身浮肿、腹满、腰酸乏力、尿闭不通、大便秘结等症状。治疗当滋补肾阴润燥，助膀胱气化而利水，同时要健脾除湿以协同恢复肾之功能。脾肾同病，治疗应注意燥、湿相宜，水火既济，做到润燥而不助湿，燥湿而不伤津，才是适宜之法。

综上所述，在外感病中，燥湿可兼夹，内伤病中，燥湿可夹杂。在外感病中，当明辨燥湿之转化，五脏病变中，当权衡燥湿之多寡。在燥湿的治疗中，又当明药物之开合，凡苦辛之味多开，气温者多开，性升者多开，味淡者多开，泻药多开，皆不利于燥证。另味酸咸者多合，气凉者多合，性降者多合，味厚者多合，补药多合，皆不利于湿证。此燥湿之证用药法则，当明辨。

第二节 湿燥相关论

湿与燥，一阴一阳，犹如水火之对立，又若水火之既济，是一对矛盾统一体。湿为阴，其性黏滞、重浊，易伤阳气，阻滞气机；燥为阳，其性收敛，易伤津液，消耗气阴。二者虽各具特点，但均是人体气血生化的产物，往往作为同一致病因素，形成复杂多变的病证。

一、湿、燥互结——治宜权衡

内生之湿与燥产生于脾胃，脾胃同居中焦，脾主升，体阴而用阳，体阴指湿的濡养，用阳指升清的功能；胃主降，体阳而用阴，体阳指温燥之性，用阴指阴浊的下降。只有润燥相济，脾胃相合，才能纳化正常。若润燥不济，升降失调，脾胃的运化之机失司，五脏失常，则百病由生。脾胃的升降功能有赖于润燥相济，脾以燥湿方能升阳，胃以清润方能通降。又脾胃相连，既要燥、湿分治，又要一体考虑，治脾过于刚燥则伤胃，治胃过于用润降则助脾，当考量湿与燥之权重，路志正教授常以量化手法，分清湿、燥之比例，以三七开，或者四六分，从而决定温补燥湿、清凉通降之用药比例，以获最佳疗效。

案例：患者，女，56岁，主因"反酸反复发作3年"就诊。症见：胃脘反酸，口干、口苦，四肢发胀，夜间痛烦影响睡眠，心慌气短，乏力纳差，睡眠不佳，大便干燥，3~4天一次，小便少，舌质红嫩，舌体有细小裂纹，舌苔薄白，脉细滑。治则：温阳除湿，清润通降。药用生黄芪15 g，桔梗10 g，柴胡12 g，桑枝30 g，麦冬10 g，玉竹12 g，白芍12 g，炒薏米30 g，炒扁豆12 g，生麦芽30 g，生谷芽30 g，郁金12 g，火麻仁15 g，生白术15 g，炒杏仁12 g。7剂，水煎服。药后胃酸口干，四肢发胀，大便干燥，气短乏力诸症减轻，上方去桑枝、柴胡，加茯神20 g、砂仁12 g，14剂。药后食欲、睡眠续有改善，继以上法调理月余，诸症缓解。

按语：本案为脾虚不能升阳，心失所养而心慌气短，乏力纳差，睡眠不佳；胃失润降而燥热内结，故胃酸口干，大便干燥。脾胃经络不通而四肢胀痛。主要病机为脾失升清，胃失润降，燥湿互结，纳化失常。故治用黄芪、桔梗、柴胡、桑枝升阳益气除湿，通络止痛；用麦冬、玉竹甘凉濡润配以白芍酸甘敛阴；又以扁豆补肺脾之气，生谷芽、生麦芽助胃消食，醒脾和中；以郁金疏利肝胆，调畅气机，加火麻仁润肠通便，杏仁降肺气通便；薏苡仁甘淡渗湿于下相合，从下焦以通利湿浊。全方既重"治脾宜温补升阳燥湿"，又重"治胃须清润通降"，滋润而不滞，通降而不燥，可谓脾胃同治、润燥相济、权衡有度之最佳处方。

二、上燥下湿——治病求本

路志正教授认为，脾胃阴阳互根，相互为用，太阴脾脏之阴，既能滋养脾气脾阳，又能济阳明胃腑燥土之阳，使无燥热偏胜之弊；阳明胃腑之阴，既能济太阴脾土之阳，又助脾胃之阳，使无寒湿困阳之厄。脾胃相合，燥湿相济，升降协调，纳化正常。由于饮食、情志、疾病的影响，如过食辛辣、煎炸、火烤食品，以及抽烟饮酒，胃阴受伤，胃火炽盛；或感受燥热之邪，胃阴灼伤；久病或辛燥药物致胃阴耗损；情志不遂，郁而化火，也可灼伤胃阴。明·周慎斋曰："脾不得胃气之阳则下陷，胃不得脾气之阴则无运转。"胃受伤脾亦伤，脾受伤则生湿，胃受伤则生燥，胃燥则生火，火性炎上，脾湿下流，形成上燥下湿之证。在治疗上一般采取清火解毒润燥的方法，但不要忘记中焦之湿，湿热内存，如油裹面，胶着难去，可通过化湿、利湿、散火的方法，使湿与热分离，热随湿下泄，解决了中焦之湿热，上燥之证随之而缓解。

案例：患者，女，60岁，主诉眼干涩、模糊1年于2018年10月13日初诊。现病史：患者眼干涩不适，视物模糊已1年，到眼科医院诊断为干眼症，又查颈动脉超声显示：双侧颈动脉狭窄、颈动脉粥样硬化斑块。胃镜显示：胃息肉多发。刻下症状：眼干涩，视物模糊，大便不成形已多年，有时大便黏滞，每日3~4次，睡眠不实，入睡困难，舌红苔少，脉沉细。诊断：干眼症。中医辨证：脾虚肝旺运化不利，清阳不升。治则：健脾祛湿，升举清阳，清肝泻火。处方：太子参15 g，茯苓30 g，荷叶12 g，炒苍术15 g，升麻5 g，合欢皮20 g，炒枣仁30 g，茯神30 g，连翘15 g，菊花12 g，木蝴蝶12 g，生山药15 g，砂仁8 g（后下），首乌藤15 g，郁金15 g，干姜12 g。7剂，每日1剂，水煎服。药后眼干、模糊减轻，大便基本成形。继以上法调理1个月余，诸症明显缓解。

按语：本案属于上燥下湿证。脾虚肝旺，肝火上炎，故眼干涩，视物模糊，睡眠不实，舌红少苔；脾虚湿重，湿蕴中焦，故大便不成形，大便黏滞，胃息肉多发。脾虚不能上输津液，滋养肝目，脾虚侮肝，肝气旺而伤于目，故当治病求本，立足中焦，中气健则肝气潜，肝火自平。方中太子参、山药、茯苓益气生津，降浊健脾胃；升麻、荷叶、炒苍术组成清震汤，健脾燥湿，升清阳；连翘、木蝴蝶、菊花清热解毒、清泻肝火；合欢皮、茯神、炒酸枣仁、首乌藤安神健脾养肝血；郁金、砂仁、干姜行气健脾、疏肝祛湿。全方共奏调中、升清、健脾、润燥、清火，清肝调脾，虽反映为燥证，但以治湿为本，燥润相济，故上燥下湿之证得以缓解。

三、外燥内湿——以平为期

常态下，燥与湿在体内是共存的，人体不可过燥，也不可过湿，燥与湿维持着动态的平衡。当这种平衡被打破，燥与湿出现了偏颇，或者身体某一部位的偏燥、偏湿，都会形成病态。如上燥下湿、外燥内湿，反映出身体燥与湿的不平衡状态。治疗上，既要知燥，又要明湿，燥润相济，或从湿治燥，以燥治湿，总以湿、燥平衡为原则。《医碥·标本说》云："然观仲景治伤寒燥渴，反用五苓祛湿，其理可推。盖脾土之湿，壅滞不行，则气化不布，津液不流，而胃与大肠均失其润，反成燥结，固有之矣。"说明了燥与湿的辨证论治关系及治疗原则。在内伤疾病中，把握以燥湿为纲辨证，治疗上以平为期，开合有度，升降相宜，补泻适当，不失为治疗燥湿证之大法。

案例：患者，男，50岁，2016年11月10日初诊。主因肢体皮肤瘙痒、丘疹6个月，面部红肿1周就诊。患者于2016年5月因进食海鲜后出现皮肤瘙痒，搔抓后起丘疹，直至破溃出血。去西医院就诊，诊断为湿疹，给予氯雷他定等，服后有好转，11月初复因饮食再次发作，并出现面部红肿。就诊于中医，刻下：面部红肿，口疮，肢体瘙痒有抓痕，平时喜吃凉，大便多数不成形，纳寐可，舌红苔白腻，脉弦细。辨证为燥湿不和，外燥内湿，脾虚湿重，血虚生风。治宜祛湿清热养阴，解毒润燥止痒，药用：地骨皮20 g，丹皮12 g，白蒺藜12 g，白鲜皮30 g，地肤子20 g，连翘15 g，木蝴蝶12 g，生地12 g，干姜12 g，炒白术15 g，生山药15 g，茯苓20 g，太子参12 g，炙甘草8 g，砂仁5 g。7剂，水煎服。二诊，药后口疮消，皮肤瘙痒有减轻，搔抓痕迹变浅，仍有大便不成形，食欲有改善。上方去连翘、丹皮，加高良姜6 g、赤小豆12 g。14剂，水煎服。三诊，药后皮肤瘙痒已缓解，大便基本正常，继以上方巩固1周。

按语：本案为外燥内湿之证。由于饮食不节，湿蕴于中焦，导致肌肤湿气滋养而出现皮肤瘙痒，湿盛于内，燥盛于外，湿燥平衡被打破，激发了身体过敏机制，导致湿疹瘙痒的发生。故治疗内以理中丸合四君子汤（太子参、白术、干姜、茯苓、甘草）温阳益气，健脾祛湿；山药、砂仁健脾益气升清；地骨皮、丹皮、白蒺藜清热凉血、清肝祛风；生地滋阴凉血；连翘、木蝴蝶清热解毒；白鲜皮、地肤子祛风燥湿止痒。诸药湿燥兼治，遵石寿棠在《医原》湿燥用药法则："燥邪，辛润以开之；湿邪，辛淡以开之"，治湿不碍燥，治燥不碍湿，摒弃一味滋阴或一味苦寒之药，以调整中焦，化生气血，滋养皮肤；调整津液的代谢及分布，使得燥湿不和得以改善，身体燥湿的平衡恢复，湿疹得除。

湿与燥，一阴一阳，如水火互济关系，二者同源于脾胃所化生的水谷精微物质，是五脏化生的结果。气虚不能运化水谷则生湿，不能生津则生燥。

脾胃相合，润燥相济，则纳化正常。若润燥不济，升降失调，运化失司，则病由生。治疗脾胃燥湿失和的病变应权衡燥、湿之多寡，以平衡为度。若升降失调，燥湿不济，出现上燥下湿之证，当审证求因，治病求本。若身体燥湿的动态平衡被打破，出现外燥内湿的病证，当开合有度，升降相宜，补泻适当，以平为期。

第三节　湿秘论

湿秘，因湿而致便秘者也。此说早在《内经》就有论述，《素问·至真要大论》曰："太阴司天，湿淫所胜，则沉阴且布，雨变枯槁，胕肿骨痛阴痹……时眩，大便难。"宋·严用和在《济生方·大便》中提出湿秘之名，"夫五秘者，风秘，气秘，湿秘，寒秘，热秘是也"。明代诸家进一步明确了湿秘的病机。如明·徐春甫在《古今医统大全》中曰："湿秘者，湿热蕴结，津液不行而秘涩也。"说明湿秘主要是湿阻气滞，气推动无力而致便秘。明·《景岳全书·杂证谟》又曰："再若湿秘之说，则湿岂能秘，但湿之不化，由气之不行耳，气之不行，即虚秘也，亦阴结也。"张景岳进一步道出湿秘的病机和特点。脾胃虚，气化失司，升清降浊功能失常，湿气内存，阻滞肠道气机，大肠运化推动无力，致大便排出不畅或排便困难。

湿秘之证，重在"湿"字。《素问·阴阳应象大论》曰："湿胜则濡泄"，后世又有"无湿不成泄"之说。说明湿气重大便稀溏者多见，然湿是把双刃剑，即可致泄又可致便秘，因为湿还有"重浊""黏滞"的特点，湿邪黏附在肠壁，阻滞气机，可导致大便艰难不下。其特征是大便黏滞，体虚努力但大便难下，大便不是干而是黏稠，虽有便意，但排除困难，或量少不畅，且肛门周围手纸不易擦净。这是湿秘的症状特点，与大便干结如球之便秘迥异。

湿秘因于湿与气，必先有脾虚（气虚）生湿，然后出现排便困难。除便秘外，还伴有面色萎黄，神疲乏力，肢体困重，胸闷腹胀，纳食不香，口渴不欲饮，舌苔白腻，脉濡等症状。湿气内重，影响水谷精微的吸收运化，导致气血津液生成障碍，可出现湿盛阴虚的证候，此候常伴有口干舌燥，五心烦热，尿赤，汗多，舌红少苔，脉细数等，便秘遂加重。

湿秘的治疗，在于祛湿、调气。祛湿之法，当集化湿、燥湿、渗湿为一体。化湿宜选荷叶、荷梗、藿梗、苏梗、佩兰、砂仁等芳香化湿而有理气作用的药物；燥湿可选炒苍术、炒白术、草果、草豆蔻、陈皮、明矾等；渗湿当选茯苓、生薏苡仁、猪苓、车前子、赤小豆、玉米须、冬瓜皮等。调气之法，一为健脾补气，如生黄芪、五爪龙、太子参、生山药、炒白术、白扁豆、金雀根等；二是理气、降气，宜青皮、木香、大腹皮、佛手、娑罗子、八月札、沉香、丁香、厚朴、刀豆、槟榔等。湿秘以祛湿降气为主法，凡苦寒攻下、滋阴润下，寒凉之法，皆属禁忌。路志正教授认为，湿秘出自肠道，根在脾胃，治疗应以运、降、通为主，调脾为先，不可图一时之快而妄用攻下。正如朱丹溪所说："如妄用峻利药逐之，则津液走，气血耗，虽暂通而即秘矣"。临床运用运、降、通，常相互结合，即"运中有降，降中有通"。湿秘主要是胃失和降，脾虚失运，大肠传导无力，治疗首先应降胃气，以祛湿导浊为通，常用和胃导浊下行药如姜半夏、旋覆花、槟榔、厚朴花、广木香、生白术、炒枳实、苏梗、荷梗。同时考虑湿气黏于肠道，单纯降气，湿气不除，便秘难解，故降气同时应结合健脾除湿之药，如生黄芪、五爪龙、生山药、肉豆蔻、干姜、乌药等。采取"降中有升，升中有通、通中寓补"的原则，使升降相宜，湿气去，腑气通，大便归于通畅。路志正教授2009年提出调理脾胃的十八字方针，即"持中央，运四旁，怡情志，调升降，顾润燥，纳化常"。湿秘的治疗，亦贯穿了"持中央，运四旁"的思想。如大肠的传导有赖于肺气的肃降，故路志正教授治疗湿秘常加宣肺、肃肺、清肺的药物，肺脾同治。药用杏仁、瓜蒌、紫菀、百部、炒莱菔子等降肺气，通水道祛湿。肝能条达脾胃的升降，肝气不调，则脾胃升降失和，故治疗湿秘调肝也很重要，故路志正教授在调脾胃祛湿同时常酌加九香虫、八月札、沉香、丁香、娑罗子、槟榔、青皮、大腹皮等疏肝调气的药物。张景岳在《景岳全书》中指出："肾为胃之关，开窍于二阴，所以便之开闭，皆肾脏所主。"脾肾犹如亲兄弟，脾虚湿秘与肾脏也不无关系，故治疗湿秘，路志正教授本阴结者温之，气滞者疏导之的原则，往往酌加何首乌、白芍、肉苁蓉、补骨脂、益智仁等药。总之，湿秘治疗，要针对不同的病因病机，或以补为通，以疏导为通，以祛湿导浊为通，本运、降、通的原则，结合五脏调理治疗，如此可收到理想的效果。

案例：方某，女，15岁，学生，2009年2月3日初诊。3年来大便干燥，未予治疗，近来大便干燥加重，数日一行，服用麻仁润肠胶囊不效，面部可见雀斑，双腿有硬币大小皮疹，瘙痒。平素喜食生冷，近来纳食不香，睡眠正常，小便黄，月经周期正常，量稍多，白带量多，舌淡苔白稍黄，脉沉弦。证属湿浊中阻便秘。治以健脾和中，芳香化浊法。处方：藿梗 10 g（后下），荷梗 10 g（后下），炒苍术 12 g，生白术 20 g，厚朴花 12 g，薏苡仁 20 g，桃仁 10 g，炒杏仁 10 g，茯苓 20 g，车前子 12 g（包煎），椿根皮 15 g，鸡冠花 12 g，皂角子 8 g，晚蚕沙 12 g（包煎），甘草 8 g。药后便秘改善，每日一行，双下肢皮疹消失，白带稍减。此乃药后脾胃和，气结之症渐除，但仍湿浊尚盛，继以疏肝健脾、祛湿固带为治，以上方适当增减，续进 14 剂而收功。

按语：本案患者素嗜冷食，伤及脾胃，致脾失健运，湿浊内生，肠道不利而便秘。方中藿梗、荷梗芳香化浊；苍术、白术燥湿健脾；炒杏仁、厚朴肃降肺胃之气；茯苓、车前子、薏苡仁渗湿、利湿；椿根皮、鸡冠花、晚蚕沙清热利湿止带；桃仁活血润肠；皂角子辛润以通便。全方标本兼治，使湿浊去，肠胃通，便秘得除。

第四节　湿晕论

湿晕者，因于湿而致眩晕者也。眩晕乃头晕目眩之总称，目眩指眼花，视物模糊；头晕即感觉外界景物旋转，站立不稳。二者并见，统称眩晕。眩晕最早见于《内经》，如《素问·至真要大论》记载的"诸风掉眩，皆属于肝"，指出眩晕属于肝的病变。又认为因虚可以致眩晕，在《灵枢·海论》中曰："髓海不足，则脑转耳鸣，胫酸眩冒。"感受外邪也可致眩晕，如《灵枢·大惑论》曰："故邪中于项，因逢其身之虚……入于脑则脑转，脑转则引目系急，目系急则目眩以转矣。"在汉·张仲景《伤寒杂病论》中对于眩晕的论述更为详细，指出了多种原因可以导致眩晕，如邪袭太阳，阳气郁而不能伸展；邪郁少阳，上干清窍；肠中燥热，浊气上攻；胃阳虚、饮停胃中，清阳不升；阳虚水邪上犯；阴阳虚，津液枯竭等均可导致眩晕。隋唐巢元方、孙思邈、王焘各家，均主张风邪致眩说，孙思邈进一步提出风、热、痰致眩说。金元时期张完素主火论，朱丹溪则提出"无痰不作眩"的说法。明代各家则主张从虚、实分论，虚有气虚、阴虚、阳虚、血虚；实则有风、寒、暑、湿、火、痰、饮之别。根据病机转化，李梴《医学入门》提出"上盛下虚"说，张景岳《景岳全书》则认为"无虚不作眩"。清代各家基本未出其窠臼，主张从虚实两端立论，并从五脏立论延伸到脾虚、肾虚，肝火、心火等。

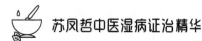

湿晕之概念源于朱丹溪，在《丹溪心法》中既强调了"无痰不作眩"，又指出"痰乃湿土所生"，提出眩晕有风、有热、有痰、有气、有虚、有湿。明·许浚编撰的《东医宝鉴·外形篇卷一》宗丹溪之说，把眩晕归纳为风晕、热晕、痰晕、气晕、虚晕、湿晕。并指出："湿晕，冒雨伤湿，鼻塞声重而晕，宜芎术汤"。说明湿晕具备湿的特点，既有头重如裹，头沉而晕，还伴有鼻塞声重、肢体沉重等。

头为诸阳之会，至高玉洁，为"元神之府"。若被湿邪蒙蔽，或湿热熏蒸，上扰于头，则头晕沉重，似有物紧束或物蒙之状。湿晕症状既反映了致病因素，又反映了致病特点，其辨证治疗与其他眩晕亦有不同。故今将湿晕治疗的经验予以总结。

一、辨病位—明病邪—精准施治

湿晕乃感受湿邪为患，而湿有内生、外感之不同，湿邪弥漫，外而躯体、肌肉；内而上中下三焦无处不到，但无论湿滞于何处，凡湿邪上蒙于头，扰乱神明，即可发为眩晕。故辨治湿晕，除明确眩晕的特点外，还应根据兼症明确病位，如湿在肌表，头重如裹，周身酸楚，倦怠乏力，关节重痛，舌苔白厚腻，脉浮濡缓，宜用羌活、独活、乌药；湿滞筋脉，头晕沉重，四肢冷、酸楚疼痛，宜用威灵仙、桑枝、乌梢蛇；湿在颈肩，头晕项痛，两臂沉重，活动不便，宜用桂枝、桑寄生；湿在两股，头晕，行走不便，腰胯疼痛，宜用防己、萆薢、牛膝；湿在上焦，头目眩晕，沉重而胀，恶心呕吐，胸闷，宜用藿香、苏叶、佩兰芳香化浊；湿在中焦，头晕目眩，纳少，腹胀痞满，大便稀溏或黏滞不爽，宜用苍术、半夏、陈皮等苦温燥湿；湿在下焦，头晕沉重，腰酸浮肿，小便不利，宜用五苓散、六一散化湿利水。

湿晕之状，晕而沉重，头如裹，具有湿的特点，湿性黏滞、重浊，而不独伤人，往往与他邪兼夹，如兼寒、兼热、兼暑、兼风、兼燥、兼痰、兼瘀、兼气郁、兼饮邪、兼停食等。寒湿眩晕则昏蒙沉重伴有恶寒身重，无汗鼻塞，肢体拘紧，宜用附子、肉桂、防风；湿热眩晕可见头昏目胀伴有自汗口渴，大便黏滞，舌苔黄腻，宜用黄连、黄芩、炒椿根皮、鸡冠花；暑湿眩晕则眩冒伴有烦闷心悸，宜用荷叶、冬瓜皮、香薷、青蒿、苍术皮；风湿眩晕症见视物旋转伴有肢体关节疼痛、麻木，屈伸不利，宜用独活、羌活、木瓜、金雀根；燥湿眩晕则眩晕脑鸣，伴有口干舌燥，眼干涩，腹胀便溏，宜用苍术、白术、草果、扁豆；痰湿眩晕症见如坐车船，旋转不定，伴有胸闷，咳嗽有痰，恶心，宜用陈皮、半夏、瓜蒌仁、胆南星；兼瘀则眩晕伴口唇发绀，心胸刺痛，宜用泽兰、红花、桑枝、海风藤；兼气郁则眩晕伴有心情抑郁不舒，胸胁胀满，宜用八月札、香附、郁金；兼饮邪则眩晕伴有形寒肢冷，腹胀，小便不利，宜用茯苓、泽泻、葫芦瓢、蟋蟀；兼停食则眩晕伴有嗳气，吞酸，腹胀便秘，宜用槟榔、炒枳实、五谷虫、山楂。

二、审内因—化湿邪—重在脾胃

湿晕因于内湿者，生于脾胃，脾胃为后天之本，气血生化之源，升降之枢纽。若脾胃健运，则水谷精微得以输布，清阳之气上升，浊阴之气下降，则脑聪目明；若脾胃功能受损，不仅清阳之气不能上升，元神之府失养，且湿困中州，浊气上泛清窍，出现头晕、目眩、耳鸣等症状。路志正教授还认为脾胃既具坤静之德，又有乾健之运，可使心、肺之阳降，肝、肾之阴升，而成天地交泰之常，眩晕之本即在于脾胃运化失司，痰、浊、瘀皆为其标。因此提出眩晕之证"源于中焦，升降失司，气机阻滞，发于上窍，起于脾胃，终于肝肾"的观点，成为该证的主要病理特点。

湿晕主要病机为"升降失常"。升降失常可产生三方面的病理变化。一是气血生化乏源，清空失养，发为眩晕；二是脾胃升降失常，影响水湿的运化，清阳不升，浊阴不降，清窍失温或为浊所蒙，发为眩晕；三是脾虚湿重，阻于中焦，影响肝之升发，肺之肃降，心之温煦，肾之气化，导致水湿泛滥，发为眩晕。根据此机制，治疗重点在于调脾胃升降，惟中气健运，气机运转如枢，升降自如，才能防止湿晕的发生。具体治法如下：

1. 化湿醒脾法

感受湿邪，又贪凉饮冷，肥甘厚味，伤于内湿，外湿伤于肌表，蒙蔽清窍，内湿阻于中焦，升降失常，湿浊上泛，遂至湿晕的发生。症见头晕如裹，鼻塞声重，周身酸楚，关节疼痛，便溏泄泻，舌淡苔白腻，脉濡缓等。治以芳香化湿而宣表通络，健运脾胃而祛除内湿。路志正教授以宣化汤加减治之。药用防风、防己、羌活、独活、蔓荆子、白芷、炒白术、茯苓、炒苍术、川芎、生姜、大枣等。

2. 健脾和胃祛湿法

思虑过度，久病，强劳，或长期贪凉而伤脾胃，脾胃升降失司，湿浊内盛，上蒙清明而发眩晕。症见眩晕沉重头胀，恶心呕吐，脘腹胀满，困倦乏力，舌淡苔白腻，脉沉细。治以健脾和胃祛湿法，药用太子参、藿香、佩兰、茯苓、炒苍术、炒白术、法半夏、佛手、砂仁、木香等。

3. 健脾祛湿温经法

久居湿地，贪凉饮冷，冒雨涉水，湿寒之气内侵，伤脾肾之阳，寒凝湿阻，经脉不通，气血不能上荣而发眩晕。症见头晕沉重，四肢逆冷，胃脘痞满，腹胀便溏，倦怠乏力，舌淡苔白滑，脉沉缓。治以健脾祛湿补肾，温经散寒。药用炒苍术、炒白术、藿梗、荷梗、茯苓、佛手、砂仁、桂枝、制附片、细辛、川芎、首乌藤、川牛膝等。

4. 健脾利湿清热法

感受湿热，或膏粱厚味，嗜酒，导致湿热内盛，湿蕴热蒸，上扰清空而发眩晕。症见头晕目眩，腹胀胸闷，口干口苦，肢体沉重，大便黏滞不爽，舌红苔黄腻，脉濡细数。治以健脾利湿清热法，药用黄芩、炒苍术、法半夏、黄柏、茯苓、杏仁、枇杷叶、金钱草、生薏苡仁、车前草、炒椿根皮、泽泻等。

5. 温中祛湿法

感受寒湿，久居湿地，贪凉饮冷，损伤脾阳，水湿内停，清阳不升，浊阴不降，湿邪上犯而眩晕。症见头晕目眩，胸闷，胃脘痞闷，腹胀食少，周身困重，便溏尿少，舌苔白腻，脉濡缓。治以温中健脾祛湿法。药用炒苍术、炒白术、荷叶、桂枝、厚朴、枳实、干姜、党参、砂仁、茯苓、泽泻等。

6. 疏肝健脾祛湿法

感受寒湿，素体湿盛，肝郁气机不畅，升降悖逆，气滞血凝，不能上荣清窍，元神失养而发眩晕。症见头晕目眩，胸闷痞满，心烦急躁，两胁胀满疼痛，乏力纳差，舌淡苔水滑，或舌有瘀斑，脉濡细而涩。治以疏肝理气，健脾祛湿法。药用香附、郁金、法半夏、茯苓、炒白术、炒枳实、桃仁、红花、佛手、桂枝、川芎等。

7. 温脾肾祛湿法

感受湿邪，饮食不节，久病生湿，损伤脾胃，脾虚伤肾，脾肾阳虚而致眩晕者。症见眩晕，面色㿠白，肢体怕冷，倦怠乏力，腰酸，精神不振，舌苔薄白，脉沉细等。治以温脾肾祛寒湿法。药选附子、肉桂、补骨脂、鹿茸、山茱萸、枸杞子、干姜、吴茱萸、菟丝子、巴戟天、茯苓、白术等。

三、圆机活法—上证治下

案例：张某，女，40岁，2005年6月8日初诊，主诉眩晕6年。现病史：患者出现眩晕已6年，经中西药治疗，症状不减，今有加重趋势。症见头重如裹，头沉如物压状，甚时天旋地转而不能行走，阴雨天加重，伴心悸失眠，胸闷气短，善太息，神疲乏力，下肢沉重，口干不欲饮，纳食一般，大便时干时溏，月经正常，经前烦躁，乳房胀痛，经色紫暗，白带量多，质稀，或黄稠有味，面色晦暗，皮肤粗糙，舌质淡，苔白滑，脉弦细数。证属脾虚湿盛，湿蕴化热，湿浊上蒙清窍而眩晕，湿浊下注而白带量多。治以健脾渗湿，清热止带，调理冲任。药用：太子参12 g，炒苍术12 g，炒白术12 g，山药15 g，黄柏12 g，车前子15 g（包煎），椿根皮12 g，鸡冠花12 g，醋香附9 g，晚蚕沙15 g（包煎），茯苓30 g，煅牡蛎20 g（先煎）。7剂，水煎服。

二诊：药后眩晕减轻，白带亦减少，唯有腰痛酸楚，四肢乏力，舌淡，苔白，脉弦细。此中焦湿热已减，下焦湿热未尽，以上方加川、怀牛膝各12 g，14剂，水煎服。

三诊：药后眩晕、白带量多继减，腰痛乏力、肢体沉重亦有好转，睡眠改善，精神状态转佳，皮肤细润，舌淡，苔白滑，脉沉滑。治以益气健脾，温阳补肾。药用：太子参12 g，生黄芪12 g，炒苍术12 g，炒白术12 g，茯苓20 g，川断12 g，桑寄生15 g，当归12 g，柴胡10 g，锁阳10 g，炒杜仲12 g，制乌药8 g，炒枳实12 g，黄柏8 g，14剂。药后眩晕除，白带正常。其他症状基本消失。

按语：本案眩晕伴头沉重如物压状，阴雨天加重，并见胸闷，下肢沉重，便溏，白带量多，从审证求因来看，属于湿邪弥漫三焦所致。患者便溏，说明内湿为主，脾失健运，湿浊内盛，湿邪下注而白带量多，湿邪上蒙清窍而头晕，辨证要点为湿重，不论湿邪在上还是在下，均以祛湿为主，湿邪祛诸症皆除。本案为女性，湿邪下注，以白带量多为突出症状，白带乃脾虚湿盛所化，与眩晕的病机一致，故以祛湿止带为主，不治上而治下，湿祛则脑窍通利，眩晕亦随之而除。

湿晕乃感受湿邪为患，湿邪弥漫，外而躯体、肌肉；内而上、中、下三焦无处不到，但无论湿滞于何处，凡湿邪上蒙于头，扰乱神明，即可发为眩晕。故辨治湿晕，除明确眩晕的特点外，还应明确病位，辨别性质，从而精

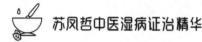

准施治。湿产生于中焦，以脾胃为枢，故湿晕发于头，根源在脾胃，所以湿晕的治疗总以运脾升清祛湿为主线，治疗当融合内外祛湿法、三焦祛湿法、五脏祛湿法，灵活运用，以取得疗效。

第五节　湿疮论

湿疮，因湿生疮痒者也。《素问·六元正纪大论》曰："风行惑言，湿化乃后，故民病少气，疮疡痈肿。"《素问·生气通天论》又曰："营气不从，逆于肉理，乃生痈肿。"营气根源于脾胃，脾胃失和则生湿，湿气内阻则营气不和，阻滞肌肉皮肤气血运行，可导致疮疡的形成。疮疡虽发生于皮肤肉理，实脏腑之湿毒发于外而致，故本证属于本虚标实之证。

中医辨证，首审天、地、人三因，疮疡之发，亦与三因相关。如南方天气阴雨连绵，沿海城市空气湿度大、居住湿地等均可导致人体湿气重，抵抗力减退，皮肤脆弱，而发生银屑病、瘙痒症、冻疮、皲裂、皮炎、湿疹等疮疡类疾病。

人身之气血，相辅而行，循环不息。若各种致病因素侵袭人体，客于经络，则经络阻塞，使局部气血凝滞，阻于肌肤、筋骨而发疮疡。疮疡初起，毒邪客于经络，气血凝滞，郁而化热，局部出现红、肿、热、痛，此时毒邪积聚，以邪实为主。疮疡进一步发展，热盛肉腐，酝酿化脓。内脓既成，必耗伤气血，体现为正虚邪实。此时正气强盛，可抗邪外出，疮破毒散而愈；若正气亏虚，无力托毒外出，疮疡持久不溃，或溃之久不愈合。故审疮疡之病机，重视解毒的同时，要注重气血的盛衰，脾胃为气血生化之源，脾胃强盛则气血旺，脾胃虚弱则气血衰，脾胃又是水湿代谢的枢纽，脾胃强盛则水液代谢正常，脾胃虚弱则水液代谢紊乱，水湿停聚，湿性重浊黏滞，影响气血运行，导致疮疡缠绵难愈。

疮疡内发于湿，临床表现在皮肤。其症状根据湿邪的特点而演变。如以湿为主则皮肤水疱，抓之流水，伴有大便稀溏，舌苔白腻、水滑，纳呆，脉濡缓等；夹有风则皮肤瘙痒，恶风，风疹，脉浮；湿热瘀阻则皮肤红肿灼热，口渴喜冷饮，小便黄，大便秘，脉洪数；痰湿内盛则形成瘰疬，痰核，头昏，咳痰，呕恶，舌苔滑腻，脉滑或弦；痰热则痰黄而黏，口苦，口渴不欲饮，身热不扬，皮损溃烂；寒湿重则恶寒，肢冷，而脘腹冷痛，舌淡苔白，脉紧弦或迟脉；湿盛津亏，伴有燥邪则皮肤脱屑，干咳少痰，口干咽燥、舌质干乏津、脉涩；湿阻血瘀则皮下瘀斑、刺痛、痛有定处、脉络瘀血、舌质紫暗、舌体瘀斑，脉沉弦、脉结代；湿郁而阴虚则伴有低热、盗汗、失眠多梦；血虚则肢体麻木、面色少华、唇甲色淡；卫气虚则气短、恶风寒、易感外邪（易感冒）、自汗、喘息；肾虚则牙齿松动、脱发、腰膝酸软、耳鸣耳聋；脾虚则肢体倦怠、神疲乏力、消瘦、食少纳呆、腹胀喜按；心气（血）虚则面色少华、心悸、健忘、失眠多梦；肝气（血）虚则视瞻昏渺、唇甲色淡、情绪低沉、头晕。

疮疡的发病部位也提示着不同的致病原因，如由于风性上行，火毒趁之而上炎，故风湿、风热所引起的疮疡多发生在人体以头、面、颈为代表的上部；由于气火俱发于中，而及四末，故气郁火毒所引起的疮疡多发生于人体以腰部、腹部、背部为代表的中部；因为湿性下趋，化热则发，乘寒下凝，故寒湿或湿热引起的疮疡多发生于人体的臀部、下肢、足部。

疮疡治疗，常用消、托、补三法。疮疡初期以消法（包括汗、下、温、清、行气、和营）为主；疮疡后期及溃疡早期，以托法（包括扶正托毒、透脓托毒、排脓托毒）为主；溃疡后期以补法（包括补气血、调脾胃、益肝肾等）为主。湿疮者，湿邪为患，治疗重在于湿。湿的形成与肺、脾胃、肾关系密切，故降肺、调脾胃、补肾诸法，当随证治之。然湿郁于内，阳气怫郁，火郁于内，不得宣泄，当用"火郁发之"之法；脾胃虚弱，湿气下流，大便稀溏者，可用风药，升阳举陷；有燥热郁于肠道者，不可用通下泻药，当以润燥之剂润而通之。湿热郁结于皮肤，瘙痒难忍，当以祛湿清湿热止痒为法，祛湿应循三焦祛湿法，上焦者芳香化湿，取荷叶、藿香、佩兰等。中焦之湿，当燥湿为主，取炒白术、炒苍术、草果、厚朴等。下焦有湿，应予淡渗之品利湿，如茯苓、泽泻、猪苓、车前草等。热郁肌表，当用地骨皮、丹皮、桑白皮、海桐皮等清皮肤之热的药物。痒者以祛风止痒之剂，如白鲜皮、地肤子、蛇床子、蝉蜕等。又可以通络之品，增强祛风止痒，清热通络之力，如钩藤、海风藤、首乌藤、天仙藤等均可选用之。

湿热交蒸，蕴而成毒，外溢肌肤，故见丘疹、水疱集而成片；湿热深入络脉，湿邪瘀阻，灼热瘙痒，夜间为甚，湿热中阻，还可见脘腹痞闷，肢体困倦，大便稀溏或黏滞等症状。治以清利湿热为主，化湿于外，清湿热于里。可用竹叶、荷叶、苏梗、滑石、扁豆、黄柏、黄芩、萆薢、茯苓、白术、大豆黄卷、苦参、芡实、山药、白鲜皮、苦楝皮、秦皮等治疗。

案例：张某，男，36岁，主因全身皮疹，反复发作2年于2019年9月

3 日初诊。患者 2 年前冬季小腿出现成片丘疹，发痒，抓后出水，久治不愈，范围逐渐扩大，冬季加重，刻下皮疹已扩散到胸、腹、背部，平素有胃病，时常胃脘疼痛，纳食不香，大便日 2～3 次，有时不成形，不敢吃生冷之物。舌淡苔白腻，脉缓。西医诊断：湿疹。中医诊断：浸淫疮；证属脾虚湿重，肌肤失养。治以健脾祛湿，通络止痒。药用炒苍术 15 g，炒白术 15 g，陈皮 12 g，藿香 12 g，茯苓 20 g，泽泻 15 g，仙灵脾 12 g，六一散 12 g（包煎），蛇床子 15 g，干姜 6 g，党参 12 g，地肤子 15 g。外用炉甘石洗剂外涂。二诊，2019 年 9 月 10 日：药后皮损减轻，渗出减少，瘙痒也有减，便溏、纳差有所恢复，上方去六一散，加生山药 15 g、生薏苡仁 20 g，继以 14 剂，水煎服。三诊：药后患处皮疹明显减轻，便溏等症也有好转，皮损有所恢复。继以上法调理半个月，湿疹基本痊愈。

第六节　湿痹论

　　痹证乃风、寒、湿、热外邪侵袭人体，闭阻经络而引起的以肢体关节及肌肉酸痛、麻木、重着、屈伸不利，甚或关节肿大灼热等为主症的一类病证，包括现代医学的风湿性关节炎、类风湿关节炎、骨性关节炎、痛风性关节炎等疾病。在风寒湿热诸邪中，湿与痹证关系最为密切，伤于湿者称为湿痹。

　　湿有内、外之分，环境之湿、地域之湿和天气雾露雨水之湿统称为外湿，若久居湿地，冒雨涉水、阴天雾霾、暑夏冷吹，湿邪夹杂风、寒、热等他邪由肌肤关节逐渐侵入人体，邪气留滞于肌肉筋骨而成痹证；或体质虚弱、久病缠绵、大病之后致使卫外不固，腠理疏松，湿邪乘虚而入，袭于经络血脉，使血脉损伤，脉道不利而致痹证；或肢体为寒邪所伤，局部气血受伤，气虚血弱，腠理空虚，正虚则邪凑，使湿邪易于客于肌表，进而阻于经脉发为痹证。外感湿痹发病程度与正气盈亏、感邪深浅、机体抗病力强弱及反复感邪有关。中医历来认为"正气存内，邪不可干"，唯有营卫失和、气血不足、肝肾亏虚之人，易感受风寒湿邪而发痹证。所感邪气，又以"风寒湿三气杂合"为多见，湿邪黏腻重浊，而不能独伤人，湿与其他邪气，两气复合伤人者居多，如湿多夹风、夹寒、夹热而伤人。故湿痹的治疗除化湿宣痹外，行痹要侧重祛风，通痹要侧重散寒，热痹要注重清热。日久不愈者，要侧重调营卫，补气血，补肝肾。各型的辨证治疗要点如下：

1. 湿痹

症见关节疼痛重着，屈伸不利，肌肤麻木，手足沉重，因外湿引动内湿，往往兼有脘腹胀满，大便黏滞，舌苔厚腻，脉濡缓。治以祛风散寒除湿，兼调脾胃。药用羌活、独活、防风、川芎、茯苓、白术、苍术、海风藤、桂枝、桑枝等。

2. 痛痹

症见关节冷痛，痛有定处，局部或全身发冷，得热则缓，遇寒加重，舌红苔薄，脉浮缓。治以温经散寒止痛。药用附子、桂枝、茯苓、白术、芍药、麻黄、防己、人参、黄芩、川芎、鸡血藤、桃仁、红花、生姜等。

3. 寒湿痹

症见肢体关节冷痛、重着，痛有定处，屈伸不利，日轻夜重，遇寒痛增，得热则减，痛处肿胀，舌淡苔白腻，脉紧。治以温经散寒，祛湿通络。药用川乌、桂枝、白芍、黄芪、桑枝、独活、牛膝、秦艽、防风、防己、茯苓等。

4. 湿热痹

症见关节肌肉局部红肿，灼热疼痛，不得屈伸，局部喜凉恶热，甚至剧疼不可屈伸，兼见头痛，身痛，口干渴，舌红苔黄，脉滑数。治以清热祛湿通络。药用防己、蚕沙、赤小豆、连翘、栀子、黄柏、滑石、苍术、忍冬藤、桑枝、木瓜等。

内湿也是湿痹主要的发病因素。饮食生冷，或肥甘厚味伤了脾胃，脾失健运，内生湿浊，聚而成痰，日久化瘀，滞留于关节筋骨，导致气血痹阻而关节肿痛。脾虚湿重是痹证形成的体质基础，久居环境潮湿的人群、沿海城市的居民，外湿也重，痹证高发。

《金匮要略·痉湿喝病脉证并治》曰："太阳病，关节疼痛而烦，脉沉细者，此名湿痹。湿痹之候，小便不利，大便反快，但当利其小便。"张仲景强调了湿与痹证的关系，并指出湿痹主要症状是大便稀溏、小便不利，治疗应以祛湿利小便为法。说明湿痹的关键是脾虚生湿。内湿致痹，发病缓慢，不易察觉，病位不定。因脾胃渐损，水湿不运，而逐渐起病，其痹证季节性不明显，致痹范围广泛，可侵袭肌肤腠理，经络关节，也可痹阻脏腑，如类风湿关节炎日久及肺，表现为肺痹；日久及肾，表现为肾痹。内湿致痹，缠绵难愈，病程长，内湿也可化热成为湿热，寒化成为寒湿，日久生瘀，湿瘀互结。临床上治痹当除湿，治疗湿痹当以调脾胃祛湿为主线。

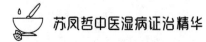

内湿的形成与水液代谢关系密切，五脏六腑功能均参与水液的代谢，因此五脏失调皆可生湿而致湿痹，其中与肺、脾、肾三脏和三焦关系最为密切。

肺具有疏通调节体内水液输布、运行和排泄的作用。肺主气，在呼吸之间促进了周身之气的生成及其升降出入的运动，正是气的运动实现了肺对周身津液的升宣和布散，故而称"肺为水之上源"。若外感六淫侵袭，困遏卫气，使肺气不宣，气行不畅，无力推动水液的正常运行，使水液"宣"不能布散于周身，"降"不能通调于水道，停于一处，聚为水湿痰饮，痹阻气血经脉而致痹。同时肺气不通，闭塞胸中，而发胀满、喘憋等症，又心肺同居上焦，肺气郁而化热伤及心阴，而致烦躁，正如《素问·痹论》所言："肺痹者，烦满喘而呕"。治以宣肺通调水道，行气通经脉治痹，药用麻黄、桂枝、杏仁、地龙、桑白皮、浙贝母、葶苈子、白芥子、炒莱菔子、茯苓、海风藤、络石藤、桑枝等。

脾为后天之本、气血生化之源。脾能运化水湿，摄取水气之精液，升清并转输至全身，以发挥其滋润、濡养的作用。且脾胃通过经脉相互络属，互为表里，脾升胃降，升降相因，《素问·至真要大论》则载"诸湿肿满，皆属于脾"。一旦脾脏功能受损，升降失衡，中焦气机受阻，进而导致上下二焦不通，从而水液运行之道失于通畅，导致水液与水谷输布异常，最终以水湿痰饮的形式阻于关节经脉产生痹证。脾痹治以健脾除湿宣痹。药用炒苍术、炒白术、茯苓、黄芪、防己、桑寄生、桑枝、独活、木瓜等。

肾为水液代谢之开关，尿液的形成与肾的气化功能密不可分。凡劳倦过度、久病体虚之人，肾脏气化功能失常，二便失司，则极易导致水饮邪气内停，留滞经脉而致痹证。且湿浊久困，耗伤肾气，肾失藏精，不能主骨生髓，致使筋骨不利，骨弱筋弛，故《素问·痹论》言："肾痹者，善胀，尻以代踵，脊以代头。"肾痹治以补肾通痹，药用附子、补骨脂、仙灵脾、仙茅、葫芦巴、茯苓、泽泻、山萸肉、女贞子、海风藤、络石藤、首乌藤、五加皮、炒杜仲等。

三焦司全身气化，为内脏之外府，是通行元气、运行水谷津液的通道。若三焦失宣，水液失其运行之道，必然导致其所流溢之处出现水饮停滞，痹阻经脉而致痹证，且《灵枢·本脏》曰："三焦膀胱者，腠理毫毛其应。"三焦的气化功能敷布气、津，充养于体表，起到滋润与温煦肌表的双重作用。三焦为湿邪所阻，阳气闭郁于内无以输布。体表失于温煦，卫外不固，则易感风寒湿邪，导致内外合邪，加重痹证。三焦痹证，治以疏通三焦，宣痹止痛。药用荷叶、藿香、茯苓、泽泻、炒苍术、炒白术、桔梗、陈皮、砂仁、太子参、防己、桃仁、牛膝、青风藤、海风藤、姜黄、全蝎等。

概言之，湿痹源于外湿、内湿，外湿多以杂合为患，治疗当分辨风湿、寒湿、湿热而立法处方；内湿为患，以肺、脾、肾、三焦为主，形成肺痹、脾痹、肾痹、三焦痹证，治疗以调脾胃祛湿为主，宣肺、补肾、疏通三焦均为正治之法。

第七节　清震汤之升阳除湿

清震汤见于刘河间《素问病机气宜保命集·大头论第三十》引自《太平圣惠和剂局方》升麻汤，组成：升麻一两，苍术一两，荷叶一个全者。后贤罗天益在《卫生宝鉴·名方类集》雷头风方中载有："清震汤，治头面疙瘩肿痛，憎寒发热，四肢拘急，状如伤寒"。此清震汤与刘河间升麻汤是一个方。应秉其燥湿理脾、升阳散火之性，治疗其他杂症，可获得良效。

一、升阳除湿疗湿疹

湿疹是由于多种因素引起的炎性渗出性皮肤病。中医学称之为"湿疮""浸淫疮"。《内经》认为"诸湿肿满，皆属于脾"。脾虚运化功能失职，水液代谢失常，造成水湿内停，湿气泛溢于肌肤，发为湿疹。治疗以祛湿为要，湿在于内者，宜燥湿、利湿；在于外者，则宜芳化、宣透。病在肌表，总宜祛湿加通络之品治之。

案例：于某，男，61岁，已婚，主诉湿疹10余年，于2017年10月28日初诊。现病史：湿疹常于入秋后加重，换季时明显，怕冷，全身痒，疹色红，无破损，常于夜间12时开始作痒，夜间3至4时痒甚明显，白日身痒微轻，大便不成形，日2~3次，睡眠尚可，舌红质暗，边有齿痕，脉弦细。中医诊断：湿疹（浸淫疮）；辨证：脾阳不振，水湿内生，走于肌肤日久而成。治则：健脾益气，升阳除湿解毒。处方：清震汤和五皮五藤饮加减。药用：炒苍术15 g，荷叶12 g，升麻5 g，地骨皮30 g，丹皮12 g，海桐皮30 g，白鲜皮30 g，首乌藤20 g，海风藤15 g，生黄芪20 g，炒白术15 g，蛇床子30 g，茯苓30 g，高良姜12 g，炮姜12 g，山药20 g，牛膝30 g。7剂，每日1剂，水煎服。药后湿疹夜间3至4时痒发作减轻，大便不成形有

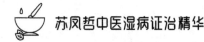

改善，继以上法调理，1 个月后，湿疹缓解，痒消失。

按语：患者湿疹 10 余年，反复发作，畏寒，换季发作明显，大便不成形，结合舌、脉，系脾阳不振，湿邪浸于肌肤日久所致。方中炒苍术辛热，强胃健脾，疏泄阳明之湿；升麻其性属阳，发散脾胃郁火；荷叶气香，能升助胃中清阳之气上行。五皮五藤饮加减，丹皮、海桐皮、白鲜皮、地骨皮、首乌藤、海风藤、蛇床子，有祛湿清热、祛风除湿之功；生黄芪、山药、炒白术、炮姜、高良姜、牛膝，益气健脾，温中除湿。全方以健脾胃、升清阳、祛湿毒为要，升利结合，升阳除湿，病随之缓解。

二、升阳除湿散火治口疮

过食肥甘厚味、辛辣酒醴，日久酿湿积热，阻于中焦，脾胃湿热蕴结，熏蒸口舌，而出现口疮。湿热性口疮，往往反复发作，伴疼痛，进水加重，纳呆，大便黏滞不爽，舌质红，苔黄腻，脉弦数。治疗重点是解决湿热问题，湿热如油裹面，胶着难去。可通过化湿、利湿、散火的方法，使湿与热分离，热随湿下泄，如用苦寒药泻热，则苦寒药助湿而湿热难去，因此使用升阳除湿散火的方法，可使湿热俱去。

案例：王某，女，35 岁，已婚，主诉口腔溃疡 2 年于 2018 年 10 月 14 日初诊。现病史：2 年常发口疮，以口唇部或口腔黏膜及舌部多见，逐渐严重。就诊时症见：口舌生疮，疼痛明显，进水时疼痛加重，伴有头晕急躁，睡眠尚可，大便黏滞不成形已多年，舌红苔薄，脉弦细。中医诊断：口疮；辨证为脾胃湿热，蕴结中焦，清阳不升。治以调理脾胃，清热祛湿，升举清阳。处方：炒苍术 20 g，荷叶 12 g，升麻 10 g，连翘 15 g，凤凰衣 12 g，木蝴蝶 12 g，蒲公英 15 g，炒白术 15 g，川芎 12 g，生姜 12 g，夏枯草 15 g，生山药 15 g，砂仁 8 g（后下），茯苓 30 g，牛膝 15 g，合欢皮 20 g，天麻 10 g。7 剂，水煎服，每日 1 剂。药后口疮疼痛减轻，头晕、急躁症好转，大便稍有改善。继以上法服用两周，口疮消失。

按语：口疮发生与饮食有关，过食肥甘厚味、辛辣之品，日久湿热阻于中焦，熏蒸于口舌，而发口疮。本例伴有头晕急躁，大便黏滞不成形多年，结合舌、脉，系湿热蕴结脾胃，循经上扰所致。以升阳除湿为法，药用清震汤，升麻辛甘，发散脾胃郁火，入肺、脾、胃经，长于燥湿运脾；炒苍术苦辛温，气香入脾胃经；荷叶甘辛微苦，入肝、脾、胃经，生发清阳，清热泻火；连翘、蒲公英、夏枯草，苦寒燥湿清热；茯苓、炒白术、砂仁、生姜健脾调中；茯苓、牛膝导湿下行；天麻升举清阳；川芎血中气药。全方健脾、燥湿、散火、调理升降，使湿热清，脾胃功能得以恢复，升散结合，升阳除湿，有治愈口疮之效。

三、升阳除湿治鼻炎

一般认为鼻炎乃脏腑功能失调，加之外感风寒，邪气侵袭鼻窍所致。《素问·通评虚实论》中指出："头痛耳鸣，九窍不利，肠道之所生也"，说明脾胃与鼻窍的病变有一定关系。再者脾肺气虚，湿蒙清窍，可发生鼻塞不通，不闻香臭，头额昏沉，涕泪眵多等症。治以升阳除湿法，以风药升阳胜湿，令清气出于鼻窍，更用甘温之品，补益元气，使阳气升腾发散，走于孔窍，则鼻塞可通。

案例：瞿某，男，54 岁，主因冬季反复发作鼻炎 2 年于 2007 年 12 月 5 日初诊。患者 2 年前冬季受寒后出现感冒，鼻塞流涕，伴发烧，经治疗后愈。但以后每遇冬季鼻炎反复发作，伴口干不欲饮，胃胀，乏力，双膝关节疼痛，睡眠差，难眠易醒，大便稀溏，每日 3～4 次，小便稍黄。观其形体丰腴，脱发，舌质红，苔薄白，脉沉弦。中医诊断：鼻渊；辨证：脾虚失于健运，湿浊内停，鼻窍不利，气虚卫外不固。治以益气升阳固卫，升清降浊，健脾祛湿。药用：生黄芪 30 g，辛夷 12 g，苍耳子 10 g，炒白术 15 g，生山药 20 g，炒苍术 15 g，荷叶 12 g，升麻 6 g，砂仁 8 g（后下），肉豆蔻 12 g，牛膝 12 g，川芎 12 g，白芷 6 g，生姜 3 片，大枣 3 枚。7 剂，水煎服，每日 1 剂。药后体力较前增加，大便成形，次数减少，饮食正常，睡眠安。患者准备过几天出差到广州，因广州湿度较高，故于上方去白芷，加佩兰 12 g，14 剂。药后症状已不明显，嘱调畅情志，适量运动，不断除湿，以巩固疗效。

按语：本案患者冬季每遇寒冷则发感冒、鼻炎，平时乏力、胃胀、睡眠差，系脾胃升降失常，气血生化不足，营卫失和，卫外不固所致，鼻为肺窍，气血不足，阳气不能出于鼻窍则鼻塞流涕；鼻炎伴口干不欲饮，形体丰腴乃湿邪内阻之象，大便溏薄说明湿邪阻于肠道；湿邪生于中焦，但蕴结于鼻窍，故现乏力、胃胀、大便溏薄、鼻塞流涕等症。遂治以益气升阳固卫、健脾祛湿法。方中用风药苍耳子、升麻、辛夷、白芷、荷叶升阳胜湿，令清气出于鼻窍；用甘温之品生黄芪、炒白术、生山药、大枣益气，使阳气蒸腾发散，走于孔窍，则鼻塞可通；砂仁引经药入丹田和肉豆蔻芳香化湿醒脾；

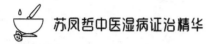

上焦白芷、中焦苍术、下焦牛膝为三焦引经药；加头部引经药川芎，使药物直达病所，可事半功倍。诸药合用使阳气升发而外固于肌表，上通于鼻窍，故感冒、鼻炎向愈。

四、补脾除湿、散火润燥治干眼症

干眼症是指多种原因导致眼泪异常，引发眼睛干涩、眼部不适等症状的一类疾病。《黄帝内经》认为"燥胜则干"，故干眼症属于燥证。燥发生的原因有二：一是阴血不足，肝阴失于濡养；二是脾胃功能失调，脾病不能为胃行其津液，则肺津匮乏，化燥生热。故治疗干眼症，当以调脾胃，补肝阴、补肺为法。其中调理脾胃是治疗干眼症一大法门。

案例：刘某，女，60岁，主诉眼干涩、模糊1年于2018年10月13日初诊。现病史：患者眼干涩不适，视物模糊已一年余，到眼科医院诊断为干眼症，又查颈动脉超声显示：双侧颈动脉狭窄、颈动脉粥样硬化斑块。胃镜示：胃息肉多发。刻下症状：眼干涩，视物模糊，大便不成形已多年，有时大便黏滞，每日3~4次，睡眠不实，入睡困难，舌红苔少，脉沉细。诊断：干眼症。中医辨证：脾虚肝旺运化不利，清阳不升。治则：健脾祛湿，益气疏肝，升举清阳。处方：太子参15 g，茯苓30 g，荷叶12 g，炒苍术15 g，升麻5 g，合欢皮20 g，炒枣仁30 g，茯神30 g，连翘15 g，菊花12 g，木蝴蝶12 g，生山药15 g，砂仁8 g（后下），首乌藤15 g，郁金15 g，干姜12 g。7剂，每日1剂，水煎服。

按语：本案采用上下同病取其中的原则，从中焦脾胃入手，由于脾胃关乎津液的生成，津液生成、输布、排泄障碍所致的津亏液燥干燥症，常伴有湿的症状，湿与津液均为脾胃所化生，治疗干燥症多从调理脾胃入手。本案患者平素大便不成形，胃息肉多发，中焦脾胃失调；湿阻清阳不升，津液代谢障碍，气血不畅，故眼干涩，颈动脉出现斑块狭窄。治疗使中气健，肝肺升降自如。方中太子参、山药、茯苓益气生津，降浊健脾胃；升麻、荷叶、炒苍术组成清震汤，健脾燥湿，升清阳；连翘、木蝴蝶、菊花清热柔肝，加菊花引经之药，以滋肝目；合欢皮、茯神、炒枣仁、首乌藤安神健脾养肝血；郁金、砂仁、干姜行气健脾、温中祛湿。全方体现调中、升清、健脾、润燥之功，使病症得以缓解。

升阳除湿法始创于金元时期大家之一李东垣，其认为升阳除湿是治疗脾虚湿盛的有效方法。正常情况下，脾气健运，脾阳依蒸腾气化作用将水液等营养物质输送全身，"充实皮毛，散于百脉"达"水精四布，五经并行"。如阳气不足，水湿运化失常，可出现多种病症。如湿邪犯于肌肤而成湿疹；湿邪上扰鼻窍，可出现鼻炎；湿邪循阳明经上扰口部，而发口疮；湿邪上扰清阳，可发生头晕、干眼症。升阳除湿法广泛应用于临床，治疗三焦病变和全身病变，上焦病变如头痛、耳鸣、鼻炎、癫痫等；中焦病变如泄泻、胃痛、便秘等；下焦病变如肾囊肿、海绵肾、肾炎、带下病等；全身病变如湿疹、不寐等。

第八节　升阳除湿运用法则

一、学术渊源

升阳除湿法源于李东垣《脾胃论》，之前张仲景提出治湿利小便说，张元素亦云"治湿不利小便非其治也"。李东垣认为：湿为阴病，利湿为阴药，治湿利小便，复益其阴而伤其阳，可损伤脾阳；脾虚湿盛，易伤阳气，脾阳升则水湿行；升清降浊，恢复脾胃功能，则水湿之邪尽除。故提出了升阳除湿法治疗脾虚湿盛。

二、升阳除湿的内涵

升阳的内涵包括以下几个方面。①升举阳气：阳气下陷，脾不升清，升阳即升清气。②伸展阳气：阳气被湿气所遏制，补气通阳，气通畅则湿气化。③恢复升降：清气升，浊气降，升清降浊正常则湿气去。

除湿的内涵即祛湿的方法，有以下几个方面。①三焦祛湿法：上焦芳香化湿、中焦燥湿、下焦利湿。②五脏祛湿法：养心保护湿邪排泄的出口；护肝调节全身的水液代谢；健脾护好水液代谢之枢纽；补肺畅通水湿排泄通道；补肾维持水液代谢的总开关。③其他：如祛风除湿、清热利湿、辛开利水、活血利水、化痰行水、养阴祛湿等，根据不同的病证，采取辨证施治的方法。

三、升阳除湿的适应证

《脾胃论》升阳除湿汤记载："治脾胃虚弱，不思饮食，肠鸣腹痛，泄泻无度，小便黄，四肢困弱。"脾胃虚弱，阳气不升，则水湿停留为患，从而出现多种病证。如湿邪上扰清明而头晕；扰于鼻窍可出现鼻炎；湿邪化热扰心可不寐；湿热蕴结，津液不能下行则便秘。如此均由脾胃内伤，湿浊内生所引起，特设升阳除湿汤升阳除湿、和胃安中。药物组成：防风、升麻、柴胡、苍术、猪苓、泽泻、羌活、陈皮、半夏、甘草、大麦、神曲、益智仁。李东垣《脾胃论》中记载方剂共63首，其中升阳除湿的方剂有16首，如升阳散火汤、升阳益胃汤、补中益气汤、清暑益气汤等，其立意皆是以升阳除湿为主。

四、升阳除湿运用法则——六结合法

湿性弥漫重浊，多元化伤人，又可随体质而转化，出现寒化、热化、夹虚、夹瘀、夹痰等多种变化，又有在表、在里之不同。故治疗湿邪应圆机活法，单一治法恐难切中病机。运用升阳除湿法时，常采取"六结合法"。即升降结合；升补结合；升利结合；升泻结合；升散结合；风药的配合。

1. 升降结合

叶天士：脾宜升则健，胃宜降则和。升阳除湿法以升清降浊为中心，恢复脾之升清功能，湿的代谢及运化归于正常，则湿邪尽祛矣。但脾胃一升一降，胃气不降则脾气不升，因此在升脾气的同时还要降胃气，需配降胃气的药物，才能更好地升脾气。因此在临床使用黄芪、防风、柴胡、升麻、葛根等升脾气的同时，还要结合半夏、木香、枳实、厚朴、旋覆花、丁香、沉香等降胃气的药物。

2. 升补结合

脾虚湿盛的病机反映出两个方面的矛盾，一为脾虚，二是湿盛。脾虚是根本，湿盛是标象。升阳除湿一是升阳，二是除湿。升阳则通过补益脾气体现出来，脾主升清，脾气充足方可体现升清之力，故应升补结合。脾气得益于肺气和肾气的充足，所以升阳除湿要酌加补益肺气、脾气的药物，如黄芪、党参、白术、山药等。同时脾虚日久可伤肾气，还要酌加补肾药物，李东垣常用益智仁。

3. 升利结合

升阳祛湿法，通过升阳达到祛湿的效果，但湿邪积蓄，重者可伴有水肿，这时升阳除湿力又单薄，应加用利水祛湿的药物，曰之升利结合。常用茯苓、猪苓、薏苡仁、泽泻、玉米须、葫芦等，湿邪较重的可用虫类药，如土狗、蟋蟀等。

4. 升泻结合

脾虚湿盛，湿郁久则化热，出现湿热相间的情况，李东垣对此多加入黄柏、黄连等清利湿热药。临床上可多用晚蚕沙、萆薢、土茯苓、赤小豆、椿根皮等。

5. 升散结合

脾虚湿盛，脾虚到一定程度可出现脾虚下陷的病证，阳气内陷，虚火内郁形成火郁于内，阳气不能透达而伴有四肢发热如烙，肌肤干燥无汗，麻疹隐伏不透，表证发汗不应等。此时当升阳除湿于内、发散火郁于外，李东垣升阳散火汤（防风、生炙甘草、升麻、葛根、独活、白芍、羌活、人参）为常用方剂。发散火郁，重在一升一散，升者使阳气升腾，浊阴自化；散者使阳气外越，火郁透达。所以一是要用人参、黄芪等补元气，二要结合蝉衣、荆芥穗、僵蚕等发散药物。

6. 风药的配合

李东垣善用风药，风药具有祛风、升提阳气、发散火郁、化解内外湿邪、祛湿降浊的作用。路志正教授认为："治脾以燥药升之"，风药即风燥升阳药，具有升发疏散的作用。东垣全书中以升麻、柴胡、防风、羌活应用最多。常用风药如下：

祛风升清：僵蚕、蝉衣、羌活、荆芥穗、蔓荆子、天麻、葛根、白芷、白蒺藜。

升阳止泻：苍术、防风、荆芥穗、柴胡、葛根、升麻、桔梗、荷叶、白术、补骨脂。

发散火郁：僵蚕、升麻、柴胡、防风、蝉衣、青蒿、黄芩、栀子、郁金。

祛风通络：威灵仙、桂枝、羌活、独活、防风、海桐皮、乌梢蛇、葛根、桑枝、天麻。

祛湿降浊：防风、僵蚕、升麻、苍术、草决明、柴胡、枳实、荷叶、生麦芽、生谷芽。

春季风药：薄荷、菊花、桑叶、防风。

夏季风药：升麻、青蒿、连翘、金银花。

秋季风药：荷梗、芥穗、苏梗、桔梗。

冬季风药：羌活、白芷、细辛、藁本。

五、病案举例

不寐之证，系心神被扰所致。因心为五脏六腑之大主，心之本脏虚，或肝胆、脾胃、肺、肾四脏对心的影响，均可使心神被扰而出现不寐。故治疗内伤不寐，多从五脏论治。当前脾胃功能失常导致不寐的患者越来越多。饮食不节，恣食生冷肥甘，损伤脾胃，脾失健运，内湿停聚，外界湿邪易乘虚而入，与内湿相和为患，湿邪扰动心神可致不寐，即常说的"胃不和则卧不安"。此不寐的特点是常伴有脾胃功能失调的症状，因病发为湿，内伤在脾，故可用升阳健脾除湿法。

案例：患者，男，51 岁，2008 年 5 月 17 日初诊。主诉多梦早醒 2 年。患者于 2 年前因工作紧张，出现不寐，多梦早醒，平素喜甜食、冷饮，饮水多为冰白水，心烦，晨起少痰，痰黏，四肢沉重，容易疲劳，头昏蒙不清，胸闷，大便稀溏，每日 3～4 次，食油腻后口气较重，既往有痛风病史。舌质暗，苔白腻，脉沉滑。证属脾失健运，湿浊内停，扰动心神所致之不寐。治以升阳健脾祛湿。处方：竹节参 12 g，藿梗 10 g（后下），苏梗 10 g（后下），厚朴花 12 g，法半夏 12 g，炒苍术、白术各 15 g，炒杏仁 10 g，茯苓30 g，荷叶 12 g，升麻 8 g，砂仁 10 g（后下），草蔻仁 9 g（后下），陈皮12 g，车前草 18 g，炒枳实 15 g，六一散 20 g（包煎），益智仁 10 g，生、炒薏苡仁各 30 g，玉米须 30 g。14 剂，水煎服，每日 1 剂。

二诊：药后头昏蒙减轻，时头脑清醒，睡眠质量较前改善。大便每日1～2 次，四肢沉重亦减。服药已见效，上方去车前草加生山药 12 g，继服。

三诊：患者已能入睡，诸症亦缓，继如前法调理，3 个月后患者不寐基本消除。

按语：本例患者不寐，从病史看，原有痛风病史，又平时喜食甜食、饮冰白水，生冷肥甘，损伤脾胃，致脾失健运，内湿停聚，又因发病在夏秋之际，虑有外湿为患，从临床症状看，如四肢沉重、头昏蒙不清、便溏、口黏、苔腻、脉沉滑等皆属脾虚水湿内停之象，故辨证为内外湿合，湿邪内扰心神而致不寐。故治以升阳健脾祛湿为法。方用藿朴夏苓汤合清震汤加减。以藿梗、苏梗、荷叶芳化湿浊；炒苍术、白术、草蔻仁健脾燥湿、化湿；厚朴花、半夏、炒枳实、砂仁、生炒薏苡仁、陈皮健脾和胃降浊；升麻升阳胜湿；六一散清利湿热；炒杏仁降肺通调水道；茯苓、车前草、玉米须淡渗利湿；益智仁补肾助气化。全方芳化湿浊，升阳健脾，又结合燥湿、化湿、利湿之品，使内外之湿邪祛则头清神安，睡眠得到改善。

第九节　湿病发病特点

湿在中医发病、治疗中占有重要地位，随着社会发展、生活环境及饮食习惯的改变，湿病越来越多，且中医在治疗湿病中也日益彰显其突出地位，对于湿病的临床研究也日益深入。

中医对湿病的认识，源于中医的早期著作《五十二病方》《内经》《难经》。《五十二病方·婴儿索痉》最早提出湿邪致病，指出"索痉者，如产时居湿地久"所致，认为妇女分娩时久居湿地，婴儿受湿邪侵袭，而出现口噤不语、项强、筋脉拘挛、抽搐等症状。《内经》则对湿与大自然的关系、湿邪的病因病机、症状表现、治疗原则等进行了详尽的论述。汉代·张仲景的《伤寒杂病论》则对外湿、内湿的发病及病机治疗做了详尽的论述。对于湿病的治疗，提出了汗、利、温、清、攻下、逐水等多种方法。张仲景坚持"治湿不离温""开鬼门、洁净府"的治湿思想，给邪以出路。又在《伤寒杂病论》的辨证论治思想中，贯穿了五脏辨证论治的方法。隋唐以来，对于湿病的理论与临床不再是原则的论述，在不同疾病的治疗中，提出了新的认识。金元时代，百家争鸣，出现了金元四大家为代表的学术流派，金元四大家从热能生湿，湿病的转化，汗吐下治疗湿病，升阳除湿，三角分治湿病等方面均提出了独到的见解。明清时期，推崇金元四大家之说，在湿病的理论和治疗方面均有了系统性发展，尤其是清代，出现了以叶天士、吴鞠通为代表的湿病大家，至今对后人有一定的指导意义。民国至今，对于湿病的研究日益深入，出现了以岭南、新安、江浙沪、北方为学术代表，以及国医大师邓铁涛、朱良春、颜德馨、路志正为代表的人物，从理论研究到临床应用方面均取得了突出的成绩。

湿邪为病，甚为广泛，症状也很复杂。湿病的部位可分为上焦、中焦、下焦。从外到内可分为皮肤、筋脉、骨骼、内脏、血髓等不同的层次。湿邪害人，其发病具有隐匿性、重浊性、黏滞性、广泛性、兼夹性、迁延性等特点。

一、隐匿性

湿邪伤人，往往不被人察觉，正如《刘纯医学全集·玉机微意》中所说："伤人于冥冥之中"，其发病缓慢，症状较轻，似有似无，人们往往不以为然。《张氏医通》描述为："湿气熏蒸，人多不觉"，一旦人有感觉了，症状已较明显，病情已深重，或者波及他脏，已经转移了。

二、重浊性

湿为阴邪，其性重浊，容易侵犯人体下部。《素问·太阴阳明论》云："伤于湿者，下先受之"，因此多有四肢沉重，肢体倦怠，头重如裹等症状。

三、黏滞性

湿性黏滞，湿气重者可表现为黏滞不爽，如口黏、口甘、舌苔黏腻、白带过多、小便浑浊、大便黏腻等。因湿性黏滞，气机受阻，阳气不能畅达，可表现为胸闷、憋气、脘腹胀满、胁痛等。

四、广泛性

湿邪弥漫，无处不到，其伤人也，可以从外到内，从头到脚，肌肉筋脉，四肢百骸，无处不到。《证治准绳·杂病·伤湿》云："土兼四气，寒热温凉，升降沉浮，备在其中。脾胃者阴阳异位，更实更虚，更逆更从。是故阳胜则木胜，合为风湿；至阳胜则火胜，合为湿热；阴胜则金胜，合为燥湿；至阴胜则水胜，合为阴湿。为兼四气，故淫泆上下中外，无处不到。"

五、兼夹性

湿性黏滞、附着、容易渗透，故其伤人往往与其他邪气狼狈为奸，如与风湿、暑湿、湿热、寒湿等邪气联合伤人，湿在体内，蕴结已久，可变生他物，如湿聚为痰，形成痰湿，湿阻气滞血瘀，产生痰瘀。总之，湿多兼夹，不单独为病，可表现为多种病邪或多脏器损伤病情。

六、迁延性

湿性黏腻，胶着难已速去。热邪可清之，风邪可散之，寒邪可温之，但湿邪则不能采取这种快速、简捷的方法，只能缓缓祛之，如汗法当微微出汗，下法当缓下，补法当清补。湿邪犹"如油裹面"，当遵循湿病治疗规律，不要急于求成。湿邪为病，传变较缓慢，但病情缠绵难愈，病程迁延，医家当遵循规律，慎重处之。

七、湿在五脏致病特点

1. 湿在脾胃

脾胃为运化水湿的器官，脾胃功能失调则水湿代谢障碍，则会产生内湿。《素问·至真要大论》云："诸湿肿满，皆属于脾。"水湿停留于肠道则生泄泻，大便稀溏；水湿溢于皮肤而成水肿；聚湿生痰而成痰饮。

2. 湿在肝胆

肝主疏泄，控制和调节胆汁的化生排泄，主人一身的代谢。一旦肝胆有病，代谢失常，则水湿代谢障碍，湿邪停留于肝胆，可产生恶心呕吐、腹胀、面目身黄、肝囊肿、胆囊息肉等病症。

3. 湿在肺

肺主宣发肃降，通调水道，调节全身水液代谢。湿的代谢与肺、脾胃、肾直接相关，肺主上焦宣化水湿，若肺气亏虚，宣化无力，则气虚水停，水湿泛滥于肌肤则产生皮肤水肿，水湿停聚于肺可化为痰饮。痰饮阻肺，影响肺气的宣降可致咳喘、水肿、小便不利等。肺与大肠相表里，大肠主传化糟粕，若肺气虚，大肠传化失职，则可导致肠鸣腹泻。

4. 湿在肾

肾的气化作用，可调节体内水湿的输布，从而维持水液的平衡。若肾气不足或者久病损肾，肾失去气化的功能，水湿的排泄出现障碍，就会造成水湿泛滥，浮肿；水气凌心射肺则心悸，面部水肿。肾与膀胱相表里，肾虚膀胱气化不利则小便短少、癃闭，或小便浑浊，淋沥不畅。

5. 湿在心

心主血脉，推动血液运行，津液是血液的组成部分，气足则血行，血行则湿化，若心气不足，则血行缓慢，津液运行障碍，则表现为尿少、水肿、心悸、怔忡等。津液炼为痰，痰湿蒙蔽心窍，则神昏、谵语、语塞。痰引风动则喉中痰鸣，抽搐。心与小肠相表里，心气虚则小肠虚寒，寒不化湿，则肠鸣，大便稀溏，小便不利。心阳不足，血行缓慢，湿气失于运化，则可出现形寒肢冷、面部或下肢浮肿等症状。

6. 湿在三焦

三焦是水湿运行的通道，水湿的代谢主要由肺、脾胃、肾的功能协调完成，上焦肺主宣化，中焦脾胃主运化，下焦肾主排泄，还有肝在水湿的代谢中起到疏泄、气机调节的作用。如三焦通道不利，就会影响肺脾肾的功能，

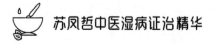

导致水液代谢障碍，产生水湿病。

第十节　湿病治疗大法

一、湿病治疗方法

湿病的治法，依据审证求因、辨证立法的原则及湿病的特点而设，发病部位不同，治法不同，又根据湿为阴邪的特点，遵张仲景之法，湿病当以温药治之，遵《内经》湿病当以给出路的原则，即开鬼门、洁净府的方法。如此，湿病治法多样，今归纳总结为三焦祛湿法、五脏祛湿法、辨证祛湿法三大类。

1. 三焦祛湿法

三焦是气机升降出入和津液输布排泄的通道。水液的输布与肺、脾、肾、膀胱和三焦密切相关。根据湿邪所在的部位不同，湿邪客于上焦以芳香化湿为主，湿邪停于中焦治以健脾化湿，湿邪聚于下焦治以淡渗利湿，湿邪弥漫致三焦俱受，则当治以分消三焦。

（1）芳香化湿法：适用于湿浊内盛，上蒙清窍，阻滞经络。症见头重如裹，眩晕耳鸣，肢体困重，脘腹痞满，泛酸呕恶，便溏。常用药物有藿香、佩兰、香薷、苏梗、荷梗、白豆蔻、石菖蒲、砂仁等。代表方剂为三仁汤、藿朴夏苓汤等。

（2）苦温燥湿法：适用于湿浊中阻，湿滞经络。症见脘闷腹胀，食少，口淡无味，肢体沉重酸楚，嗜睡，舌苔厚腻，脉濡。常用药物有苍术、厚朴、半夏、草果、陈皮等。代表方剂为平胃散、藿香正气散等。

（3）淡渗利湿法：适用于水湿内停，小便不利，水肿，淋浊，泄泻，痰饮，关节肿痛。常用药物有通草、滑石、茯苓、泽泻、猪苓、车前草等。代表方剂为茯苓皮汤、薏苡竹叶散、五皮饮等。

（4）分消三焦法：邪入三焦，气滞津停成湿，治法为分消三焦。适用于上焦面部浮肿，中焦腹胀，大便稀溏，下焦小便不利。常用药物：杏仁宣上焦肺气，厚朴行中焦脾气，茯苓化下焦膀胱之气。华岫云：湿阻上焦"用开肺气，佐淡渗，通膀胱"，湿阻中焦"用术、朴、姜、半之属，以温运之"，湿阻下焦"以苓、泽、腹皮、滑石等渗泄之"。此法因势利导，分而治之，代表方剂为藿朴夏苓汤、温胆汤。

2. 五脏祛湿法

（1）养心祛湿法：补益心气，通利水湿，达到强心利水的效果。适用于心气虚衰，血运不畅而致心悸怔忡、浮肿、尿少等症。常用药物有人参、黄芪、茯苓、泽泻、猪苓、车前子等。代表方剂有参芪茯苓汤、黄芪补中汤、春泽汤。

（2）疏肝化湿法：疏肝理气，调畅气机，祛除水湿。适用于肝气不舒，水湿不化之证，症见肢体肿胀，两胁胀满疼痛，阴囊潮湿及湿疹瘙痒。常用药物有柴胡、青皮、郁金、川芎、当归、车前子、萆薢、五加皮等。代表方剂有加味逍遥散、蒿芩清胆汤。

（3）健脾祛湿法：益气健脾祛湿。适用于脾虚湿困，湿浊中阻证，症见食少泛恶，脘闷，纳呆倦怠，乏力肢体沉重，尿少，便溏，浮肿。常用药物有黄芪、党参、白术、扁豆、薏苡仁等。代表方剂有防己黄芪汤、六君子汤、实脾饮。

（4）益肺利水法：补益肺气，祛湿利水。适用于肺气不足，水湿内停之证，症见咳嗽，白痰，气喘，咽部有痰，胸痛。常用药物有黄芪、党参、茯苓、桔梗、薏苡仁等。代表方剂有春泽汤、益气止淋汤。

（5）补肾化湿法：温肾阳，补肾气，化湿。适用于肾虚水泛，腰酸乏力，对房事不感兴趣，小便不利、尿频、尿不畅、失禁、尿混浊等症。常用药物有附子、肉桂、细辛、茯苓、泽泻、猪苓、胡芦巴等。代表方剂有真武汤、济生肾气丸。

3. 辨证祛湿法

（1）发汗祛湿法：此法用于风湿侵袭人体，郁于肌表之证，应使用汗法，使湿邪从表而解。适用于肌表感受风湿之风湿关节痛、屈伸不利等症。发汗解表化湿法，应取微汗，不可另大汗淋漓，大汗则风去湿存，湿必不能去。常用药物有麻黄、白术、桂枝、茯苓、生薏苡仁。代表方剂有麻黄加术汤、麻杏苡甘汤。

（2）疏风化湿法：祛风散湿，祛除肌表、经络、筋骨间风湿邪气，具有疏风散湿，活血通络，舒筋止痛的作用。适用于风湿表证或风湿痹证，症见恶寒发热，头身重痛，肌肉疼痛，关节不利，腰膝酸痛，舌苔白腻，脉浮弦等。常用药物有防风、羌活、独活、秦艽、豨莶草、海风藤等。代表方剂有九味羌活汤、独活寄生汤。

（3）散寒除湿法：温阳祛湿散寒法用于寒湿在肌表，寒湿伤于中焦

（寒中）之证。症见肢体关节疼痛，身体沉重，身肿，麻木，脘腹疼痛，大便泄泻，白带多等。常用药物有麻黄、桂枝、苍术、白术、羌活、防风、肉桂、豆蔻、半夏、青皮、木香、附子、干姜、乌头等。代表方剂有麻黄苍术汤、厚朴温中汤、助阳汤、固真丸等。

（4）清热利湿法：运用清热渗湿及清肝利胆的药物，具有清热通淋，利胆退黄的作用。适用于湿温，黄疸，湿热下注的淋浊、带下、腹泻、下肢丹毒及湿疹等症。常用药物有萹蓄、木通、石韦、瞿麦、海金沙。代表方剂有八正散、茵陈蒿汤、萆薢渗湿汤。

（5）清暑化湿法：是治疗暑湿合病的治法。症见烦渴壮热，胸痞呕逆，关节尽痛，手足倦怠，苔腻，脉洪大。需清暑化湿并举，常用药物有六一散、竹叶、连翘、太子参、白术、茯苓、滑石等。代表方剂有东垣清暑益气汤和天水六一散、半夏泻心汤、桂苓甘露饮等。

（6）通腑泄浊法：是运用泻下药利水，使湿邪从下而解的治法，也是"开其大便，以逐其水"的治法。适用于顽固的水肿，伴有大便不通。常用药物有甘遂、大戟、芫花、黑丑、白丑、茯苓、大黄、皂角、蚕沙等。代表方剂有十枣汤、舟车丸。

（7）辛开利水法：运用辛开宣散和利水祛湿的药物，以宣发肃降肺气，达到辛开利水、通调水道的效果。适用于肺气失宣，决渎失职（风水），尿少、水肿等症。常用药物有麻黄、防己、浮萍、细辛等。代表方剂有越婢汤。

（8）活血利水法：运用活血利水的药物以化瘀祛湿，活血利水。适用于水湿内停兼有瘀血证候者。常用药物有泽兰、牛膝、刘寄奴、蒲黄、天仙藤、丝瓜络、坤草等。代表方剂有桂枝茯苓丸。

（9）升阳除湿法：补脾升举阳气而除湿的方法。适用于中焦阳气下陷而湿气内停证。症见泄泻，飧泄不止，里急后重，崩漏，月经不调，头昏气短，鼻塞头痛。常用药物有苍术、白术、泽泻、人参、川芎、防风、黄芪、升麻、柴胡、陈皮等。代表方剂有升阳除湿汤、升阳益胃汤、补中益气汤等。

（10）理气除湿法：疏肝理气，调脾胃升降而除湿的方法。适用于脾胃失和，情绪影响脾胃功能而出现的麻木，肩背痛，恶心，嗳气，泄泻，食欲不佳，脘腹胀满，情绪抑郁，自汗等症。常用药物有升麻、柴胡、五味子、黄芪、橘皮、炒神曲、干姜、豆蔻、益智仁、白蔻仁、砂仁、茯苓、猪苓、陈皮、郁金、香附等。代表方剂有加减平胃散、越鞠丸、宽中进食汤、中满分消丸等。

（11）益气祛湿法：适用于气虚气化无力，脾虚运化失常，症见气短汗出，容易感冒，浮肿，大便稀溏等。常用药物有人参、黄芪、茯苓、白术、大枣、泽泻等。代表方剂有参苓白术散、方剂黄芪汤等。

（12）养阴祛湿法：分养阴法和化湿法，适用于湿邪郁久伤阴，而湿邪未尽；湿热久羁，热伤阴分，或阴虚而湿留未去，或脾阴亏乏，水湿内停，或余湿未净，津液已伤。祛湿以辛润、温润、淡渗为宜，如藿香、佩兰、杏仁、薏苡仁、茯苓、通草、白茅根、芦根、六一散。不宜用苦温、苦寒燥烈之品，治湿而不碍燥，治燥不碍湿，养阴常用龟板、决明子、牡蛎、石斛、熟地、枸杞子、玉竹、何首乌、胡麻、粳米、山药、大枣、莲子、扁豆等。

（13）上下分消法：适用于寒湿、湿热在中焦，症见胃脘痛，便溏，饮食减少，身目发黄，倦怠呕恶等。应与发汗、利小便并施，使湿邪从上下分消而去。常用药物有防风、苍术、白术、茵陈、草豆蔻、半夏、砂仁、茯苓、泽泻、黄柏等。代表方剂有拈痛汤、清暑益气汤、苍术复煎散。

（14）化痰祛湿法：湿邪日久，湿聚热蒸，炼液为痰。症见咳嗽痰多，白稀痰，或黄痰，面色萎黄，脘腹胀满，便溏，呕恶纳呆，口黏，肢体麻木困重，舌苔白腻，脉濡或滑。治以祛湿化痰法。常用药物有陈皮、竹茹、法半夏、地龙、僵蚕、海蛤粉、黛蛤散、金礞石等。代表方剂有二陈汤、温胆汤、清金化痰丸（黄芩、栀子、桔梗、麦冬、瓜蒌、橘红、茯苓、甘草）。

二、湿病治疗注意事项

湿病发病复杂，治法多样，但总体来说，外湿宜微汗，内湿宜温化。不可过用发汗、寒凉滋腻、苦寒攻下、火热疗法等。

1. 大汗则伤阳

医圣张仲景在《金匮要略》中就指出，风湿在表，不可大汗，如发汗致大汗淋漓，则风去湿存，损伤阳气，病情加重，湿病难愈。《金匮要略·痉湿暍病脉证治第二》曰："风湿相搏，一身尽疼痛，法当汗出而解……盖发其汗，汗大出者，但风气去，湿气在，湿故不愈也。若治风湿者，发其汗，但微微似欲出汗者，风湿俱去也。"

2. 下之则伤脾肾

湿病多见大便稀溏，大便不成形，若大便黏滞不爽，或便结难下，乃湿热阻滞胃肠道所致，此时若误认为是热结而用下法，则会损伤脾肾，导致病情加重。张仲景在《金匮要略·痉湿暍病脉证治第二》曰："湿病下之，额上汗出，微喘，小便不利者死；若下利不止者亦死。"又曰："湿家，其人但头汗出，背强，欲得被覆向火。若下之早则哕，或胸满，小便不利……"指出了湿病早用或过用下法则会造成肾阳的虚衰，甚者肾阳暴脱而导致危证。湿病出现大便不畅，应以行气导滞、化浊缓下等方法，常用枳术丸，其中生白术用量在60 g以上，但结合生山药、高良姜等健脾温脾之剂则效果更好。有善用大黄者，可于枳术丸中加入大黄1~2 g后下，以加强畅通胃肠之效果，但苦寒峻攻之品在所禁忌，若温热病后期，出现大便干燥，亦当用增液承气汤类（玄参、生地、麦冬）以增液行舟之法，不可强用攻下。

3. 火攻则生变证

湿病容易化热成湿热证，不宜使用火热疗法，如及早使用火热疗法，可导致发黄、惊狂等变证。张仲景在《金匮要略·痉湿暍病脉证治第二》曰："湿家身烦疼，可与麻黄加术汤发其汗为宜，慎不可以火攻之。"指出了湿病在表应以微汗治疗，在里可以用燥湿、健脾除湿等化湿的方法治疗，不可以过用温热药物及火热的方法，否则湿邪热化，导致病情加重。

4. 寒凉滋腻则伤阳气

湿为阴邪，其性黏滞，应以通阳化气、畅达气机的方法治疗，若过用寒凉则损伤阳气，导致湿邪泛滥，湿气难化，更为胶结；若以为气血不足，过用滋腻之品，则反助其湿，阻滞气机，湿更难祛除了。

第二章 湿病证治经验

第一节 从湿论治甲状腺结节临床经验

甲状腺结节是指由于缺碘、碘摄入过量、遗传、免疫等多种因素引起的，在甲状腺腺体内形成肿块，可随吞咽动作上下移动的一种疾病。也是甲状腺疾病最常见的表现形式，可以单发，也可多发，良性居多，且多见于女性。西医治疗本病多以手术和口服药物为主，重在治标；中医治疗本病，结节利于减小或消除，重在治本。

苏凤哲教授从事临床40年，擅长从湿论治各种疑难杂症，常获良效。甲状腺结节属于中医"瘿病""肉瘿"范畴。历代医家认为本病多因痰凝、气滞、血瘀而发，故以化痰、行气、活血为主治疗。而苏教授师承其导师路志正的临床经验，并经临床实践，从湿论治甲状腺结节，收到很好的效果。

一、病因病机

本病虽发生在颈部，但根源在脾胃，系湿邪为患。宋·杨士瀛《仁斋直指方论》指出："……湿能伤脾，脾土一亏，百病根源，发轫于此矣"，提出湿伤脾胃为百病之源的观点。饮食物的消化吸收全赖脾胃的运化功能，脾主升清，喜燥恶湿，胃主下降，恶润恶燥，脾胃升降功能正常，则升清降浊有序，若脾胃虚弱，则升清降浊功能失常，水湿停聚，湿从内生，形成脾虚有湿的体质变化。

巢元方《诸病源候论·瘿候》曰："夫瘿者由忧恚气结所生，亦曰饮沙水，沙随气入于脉，搏颈下而成之。"指出忧思焦虑、忿郁恼怒，可使气机郁滞、肝失条达。脾虚有湿之人，加之情绪的影响，气机郁滞，致使津液运行不畅，肝脾不调，气郁湿阻，湿聚为痰，痰气交结于甲状腺处，形成瘿病。

脾虚有湿，湿从寒化，则伤脾阳，进而伤肾阳，造成脾肾阳虚。此时中焦不能制水，下焦不能气化，水湿弥漫三焦。出现全身肿胀，乏力，形寒肢冷，大便稀溏，女性经水减少等症，水湿停聚在甲状腺，瘿瘤逐渐增大。

　　金元时代朱丹溪在《丹溪心法》中曰："瘿气须先断厚味……如肿毒者，多是湿痰流注，作核不散。"指出湿痰是形成瘿病的主要原因。饮食不节，过食肥甘酒酪，或素体阳热，感受湿热之邪，致脾胃内生湿热。脾胃湿热蕴结，随肝气上逆，搏结于颈前而发为瘿病。

　　总之，本病因于脾虚生湿，湿聚为痰，湿郁生热，湿热为患，痰湿阻滞，痰气交结，久之湿、热、痰、瘀互结，形成瘿病。

二、辨证治疗

　　本病本虚标实，虚实夹杂，病变以脾胃为中心，脾虚者常伴有肝脾不调、脾肾两虚。湿盛者多见湿痰蕴结、湿热并重之证。治疗当审证求因，审因论治。论脏腑侧重脾、肝、肾；论邪气则着眼湿、热、痰。总以调脾胃祛湿为基础，达到消瘿散结之目的。

　　1. 脾虚湿盛

　　症见颈前结节，表面光滑，无痛，可随吞咽动作上、下移动，伴神疲乏力，腹胀纳呆，口淡无味，嗜睡，大便溏薄，舌淡苔白，脉缓而弱。治当健脾利湿，化痰消瘿。方用六君子汤加减，合夏枯草、穿山甲、淡海藻、昆布等消瘿散结之品。

　　2. 肝郁脾虚

　　症见颈前肿大，多柔软光滑，常性情急躁或郁闷不舒，伴有眼球突出、手指颤动，口苦，舌质红苔黄，脉弦数。治当健脾除湿，疏肝解郁散结。方多用平胃散合四海舒郁丸，并用香附、郁金、娑罗子、八月札等理气解郁。

　　3. 脾肾阳虚

　　瘿肿或大或小、质软，迁延日久，中脘觉冷，喜热饮，便溏，腰膝酸软，尿频便溏，舌淡苔白，脉濡弱。治当温脾补肾，散结消瘿。方用理中丸或金匮肾气丸，合夏枯草、法半夏、穿山甲等软坚化痰，消瘿散结。

　　4. 湿痰蕴结

　　颈前有肿块，按之较硬或有结节，肿块经久不消，胸闷纳差，舌红苔白腻，脉弦或者涩。治以健脾除湿。方用苍附导痰汤合海藻玉壶汤加减，合夏枯草、煅牡蛎、黄药子等。

5. 湿热互结

颈前有肿块，较大，坚硬，或有结节，脘腹痞满，口苦口黏，口渴不欲饮，舌红苔黄腻，脉濡数。治当清热除湿，化瘿消痰。方用甘露消毒丹、连朴饮合藻药散加减。

三、验案举隅

案例：张某，女，38 岁，2018 年 3 月 29 日初诊。主因"发现甲状腺结节 4 年"就诊，B 超示：甲状腺左叶大小为 1.9 cm×1.7 cm，右叶大小为 2.0 cm×1.7 cm，左叶两个低回声结节，较大者约 0.5 cm，右叶可见多个低回声结节，最大者为 0.4 cm×0.2 cm，各结节均边界清，形态规整，内回声均匀。伴乳腺增生，乳房胀痛，肠鸣腹胀，情绪郁闷不舒，失眠多梦，大便日行一次，不成形，舌红苔薄脉弦细。既往体健，无食物、药物过敏史。诊断：甲状腺多发实性小结节。辨证：脾虚肝郁。治以健脾除湿，疏肝散结消瘿，兼养心安神。方药如下：香附 12 g，郁金 15 g，夏枯草 12 g，陈皮 12 g，穿山甲 5 g，法半夏 10 g，厚朴 10 g，砂仁 12 g，生白术 30 g，炒枳实 15 g，生山药 15 g，干姜 12 g，炒枣仁 30 g，合欢皮 20 g，茯神 30 g，川牛膝 20 g。每日 1 剂，水煎服，早晚分服。二诊：患者乳房胀痛明显好转，腹胀明显减轻，大便不成形有所改善。上方去陈皮，加娑罗子 12 g。后患者自行抄方，守方治疗至 2018 年 10 月 13 日。再次就诊行甲状腺彩超示：甲状腺左叶大小为 1.5 cm×1.4 cm，右叶大小为 1.4 cm×1.7 cm，左叶内可见 0.4 cm 低回声结节，边界清，内回声欠均匀。考虑：甲状腺囊实性结节。此次就诊，甲状腺大小较前已明显减小，左叶甲状腺结节缩小，变为囊实性，右侧多发甲状腺小结节消失。依上法处方微调，继续服药。

按语：本案患者为中年女性，平素情绪郁闷致气机郁滞，津结成痰，痰气交阻；加之脾失健运，湿气内停，久之湿阻血瘀，结于颈前，发为甲状腺多发结节。故治疗以健脾除湿、疏肝解郁、散结化痰为法。因患者情志不畅，思虑过度，伤脾劳心，而有失眠多梦症状，故以养心安神同治。方中香附、郁金、夏枯草、娑罗子、陈皮、穿山甲化痰软坚，消瘿散结。苏教授善用夏枯草、郁金、香附、穿山甲等药。《药性歌括四百味》云："夏枯草苦，瘰疬瘿瘤，破癥散结……"；《本草通玄》亦云其"能疏通结气"。至于郁金，《本草汇言》言其"清气化痰，散瘀血之药也"。穿山甲一味，《医学衷中参西录》云："穿山甲，味淡性平，气腥而窜，其走窜之性，无微不至，故能宣通脏腑，贯彻经络，透达关窍，凡血凝血聚为病，皆能开之。"同时方中以法半夏、厚朴、砂仁、生白术、炒枳实、生山药等药，健脾利湿，使湿祛脾运自复，干姜温运脾阳，升清降浊。予炒枣仁、合欢皮、茯神等安神养心，川牛膝引火下行，通经止痛。全方谨守病机，立法精巧，终收奇功。

第二节　从湿论治头痛临床经验

头痛是指头颅上半部的各种疼痛。其病因为外感风寒，湿热伏留，或痰浊、瘀血阻滞，致使经气上逆，或肝阳上扰头窍，或气虚清阳不升，或血虚脑髓失养等引起的慢性的、反复发作的、年久不愈的头部疼痛。以头痛为主症表现，一侧、双侧或全头部疼痛，呈跳痛、灼痛、胀痛、重痛、针刺痛等，甚则伴恶心呕吐，难以忍受。头痛因于痰湿上蒙清窍，特点为头痛有沉重感，或如有物包裹之感，兼见胸脘满闷，呕恶痰多，发作无时，苔白腻，脉滑或濡滑。治宜化痰祛湿，用半夏白术天麻汤、芎辛汤、导痰汤等。

中医认为头为清阳之会，内外邪气侵扰皆能乱其清气，正邪搏击而致头痛。《难经》载："人头者，诸阳之会也。"金代成无己《伤寒明理论》载："头痛谓邪气外在经络，上攻于头所致也。"头痛经久难愈者又称头风，多因患者素有痰火，风寒客之则热郁而闷痛。宋代赵佶《圣济总录》曰："新沐之人，皮腠既疏，肤发濡渍，不慎于风，风邪得以乘之，故客于首而为病，其证头面多汗，恶风头痛。"明代李梴《医学入门》曰："头风之证，素有痰饮，或栉沐取凉，或久卧当风，以致贼风入脑入项。"清代张璐《张氏医通》曰："偏头风者，其人平素先有湿痰，加以邪风袭之，久而郁热为火，总属少阳厥阴二经。有左痛忽移于右，右痛忽移于左者，风火击动其痰湿之气，所以互换也。"清代郑钦安指出，正虚邪扰是导致头痛的根本原因。《医法圆通》载："余谓凡病头痛之人，每由内之止气不足，不能充周，外之一切风邪，内之一切阳虚、阴虚。"湿邪所致的头痛可伴有重坠感，或如有布带困裹的感觉。《素问·生气通天论》指出："因于湿，首如裹。"由于湿性黏滞，容易出现头痛日久不愈之证。《诸病源候论》曰："膈痰者，谓痰水在于胸膈之上，又犯大寒，使阳气不行，令痰水结聚不散，而阴气逆上，上与风痰相结，上冲于头，即令头痛。或数岁不已，久连脑痛，故云膈痰风厥头痛。痰者，由水饮停积在胸膈所成。人皆有痰，少者不能为害，多则成患。但胸膈饮渍于五脏，则变令眼痛，亦令目眩头痛也。"

苏凤哲教授对头痛的治疗以调理中焦、健脾和胃化痰祛湿为特色。苏教授头痛证治顾护脾胃的经验源于李东垣脾胃学说，认为治病以不伤胃气为要。金代李杲指出了治疗头痛以祛风药为首选。《兰室秘藏》载："凡头痛皆以风药治之者，总其大体而言之也。高巅之上，惟风可到，故味之薄者，阴中之阳乃自地升天者也。"《此事难知》载："辨头痛证治大法：大凡治杂病先调其气，次疗诸疾，无损胃气，是其要也。"

一、常用治法

1. 广义吐法祛痰湿

《黄帝内经》指出，病位高者可因势利导，用引邪外出之法来治疗。《素问·阴阳应象大论》载："其高者，因而越之。"痰湿头痛可用散郁泻实之法，吐法正是一种散郁祛邪之法。《丹溪心法》载："头痛多主于痰，痛甚者火多，有可吐者，可下者。"《兰室秘藏》载："如湿气在头者，以苦吐之，不可执方而治。"金代张子和《儒门事亲》中指出，吐法是一种祛邪安正的治疗方法，"今予论吐、汗、下三法，先论攻其邪，邪去而元气自复也"。只要是属于邪气在上而致郁滞的病证，均可采用吐法来治疗。"故凡可吐，令条达者，非徒木郁然。凡在上者，皆宜吐之"。吐法内涵广泛，引吐只是狭义的吐法。而广义的吐法包括引涎、漉涎、嚏气、追泪等具体方法。"所谓三法可以兼众法者，如引涎、漉涎、嚏气、追泪，凡上行者，皆吐法也"。

（1）引嚏：宋代朱肱《类证活人书》载："病人头疼鼻塞而烦者，何证也？此属湿家，头中寒湿，故鼻塞而头疼也，内瓜蒂末鼻中则愈。"《东垣试效方》载："太阳经嚏药：防风二分，红豆二个，上为细末，鼻内嗅之。红豆散：治头重如山，此湿气在头也。麻黄根炒，五钱，苦丁香半钱，红豆十个，羌活根炒、连翘各三分，上五味为细末，鼻内嗅之，神效。"明代徐春甫指出，搐鼻之法与吐法异曲同工，取其促进痰湿排出之义。《古今医统大全》载："搐鼻之法，则吐法之义也。经云：湿气在上，以苦吐之，故邪在胸中，服而吐之，邪在头上，搐而嚏之。张子和点目出泪，搐鼻流涕，皆同乎吐之义也。"清代喻昌《医门法律》指出，鼻中用药可引发喷嚏，宣利邪气而治疗头痛，"头痛鼻塞而烦，邪在上焦，里无别病者，但内药鼻中，搐去湿热所酿黄水而已。以鼻窍为脑之门户，故即从鼻中行其宣利之法，乃最神最捷之法也"。

（2）追泪：追泪之法也属于广义吐法的范畴。眼中用药追泪可助邪气排出而治疗头痛。如明代武之望《济阳纲目》中的点眼丹治一切急头风、头痛，"牙硝一钱，麝香、朱砂、雄黄各五分，上为细末，瓷罐收储，临病用银簪蘸药点两眼角内，立时取效"。清代陈士铎《辨证录》则列举了用生莱菔捣汁滴鼻治疗头痛的具体例子。其法用生莱菔汁、姜汁和匀灌鼻中，眼泪口涎齐出，头痛可止。"古人有用生莱菔汁以灌鼻者，因鼻窍通脑，莱菔善开窍而分清浊，故用之而可愈头风，然又不若佐以生姜自然汁为更胜也"。"姜得莱菔而并可祛风，莱菔得姜而兼可祛寒也"。

2. 外用祛湿化痰法

外用祛湿化痰药物也可以达到治疗头痛的目的。晋代葛洪指出，用祛湿利水药物葶苈子、豆豉等药物煎汤外洗可治疗头痛。《肘后备急方》载："治头风，捣葶苈子，以汤淋取汁洗头上，三四度即愈""治头风痛，以豉汤洗头，避风，即差"。清代陈修园指出，治疗头痛可用蚕沙、僵蚕、木瓜等祛痰湿药物煎煮后用药气熏蒸患处。《医学从众录》载："张石顽云：外用法不若蒸法最效。方用川芎半两，晚蚕沙一两，僵蚕如患年岁之数，以水五碗，煎至三碗，就砂锅中以厚纸糊满，中开钱大一孔，取药气熏蒸痛处，每日一次，虽年久者，三五次永不再发。平时置新鲜木瓜于枕边，取其香气透达，引散肝风，亦良法也。"

二、治疗痰湿头痛常用方药

明代李时珍《本草纲目》系统归纳了治疗各类头痛的药物，治疗痰湿头痛的药物有半夏、泽兰、橘皮、竹茹、茯苓等。元代朱丹溪《脉因证治》曰："太阴头痛必有痰，体重，腹痛，半夏、南星、苍术主之……太阴脉浮则桂枝，脉沉则理中。"《东垣试效方》载："半夏白术天麻汤，治痰厥头痛药也。"明代张景岳《景岳全书》记载了治疗痰湿头痛的方药，如二陈汤、平胃散、六君子汤、半夏白术天麻汤等。清代郑钦安《医法圆通》中记录了一个头痛病例：治头痛头重而胀，觉有重物压在头部，西医诊断为神经官能症，服药、打针无效，服中药数十剂亦无效，仅天麻一味（炖鸡服），先后服了两斤多，获效。综合各种症状来分析，头痛、头胀而感觉重，四肢酸疼而觉冷，头顶如压一石块，此为湿邪上升，清阳不上升，浊阴上扰而不下降，用清震汤数剂而愈，但剂量特大：苍术 100 g，升麻 60 g，荷叶 30 g，因苍术散风而祛寒湿，升麻升清阳，荷叶清头目，辅助升麻、苍术升发胃气，祛风湿从上而散，故头痛、头胀而重之症，随之而愈。

三、苏凤哲教授治疗痰湿头痛典型案例

案例一：患者甲，女，40岁。初诊日期：2016年9月7日。主诉：头痛数年。现病史：头痛，伴失眠多梦，易醒，烦躁，乏力，月经量少。查体：面色淡白，舌淡，苔薄白，脉细无力。诊断：头痛（脾虚湿阻）。治则：健脾益气，化痰通络。处方：木蝴蝶12 g，连翘15 g，枇杷叶12 g，炒栀子12 g，茵陈15 g，预知子15 g，浙贝12 g，陈皮12 g，炮姜12 g，厚朴12 g，砂仁12 g，木香12 g，川芎12 g，菊花12 g，钩藤15 g，枣仁30 g，7剂。本案为中年女性，头痛伴有失眠，乏力，烦躁，月经量少，系肝郁克脾，痰瘀互结之象。故治疗以清肝健脾，化痰除湿为法。药用预知子、茵陈、钩藤、菊花清肝降火；炒栀子解郁除烦；浙贝、陈皮燥湿化痰；炮姜、厚朴、砂仁温脾化湿。全方清肝散郁，健脾化痰而治疗头痛。

案例二：患者乙，男，86岁。初诊日期：2016年9月21日。主诉：头痛1年。现病史：头痛，胸闷，乏力，大便干，眠差。查体：舌红苔薄，脉弦。诊断：头痛（瘀血阻络，脾虚湿蕴）。治则：健脾除湿，活血止痛。处方：瓜蒌30 g，薤白15 g，法半夏10 g，生黄芪30 g，厚朴12 g，砂仁12 g，生白术60 g，枳实15 g，虎杖15 g，山萸肉12 g，女贞子15 g，补骨脂12 g，川牛膝30 g，丹参15 g，茯苓30 g，泽泻30 g，太子参20 g，车前子30 g，葶苈子30 g，7剂。本案为老年男性，系肝肾不足，脾虚湿蕴，痰瘀交阻。治疗以行气化痰，除湿通络为法。药用白术、砂仁健脾；半夏、茯苓、泽泻、葶苈子化痰除湿；丹参、川牛膝、生黄芪促进血行；山萸肉、女贞子、补骨脂补益肝肾。全方以肝肾为本，祛痰通络为要治疗头痛。

案例三：患者丙，女，54岁。初诊日期：2016年8月4日。主诉：头痛1个月。现病史：头痛，头晕，胃胀，乏力。查体：舌暗尖红，苔薄白。诊断：头痛（肝阳上亢，风痰上扰）。处方：川芎12 g，白芷12 g，珍珠母40 g，天麻30 g，茵陈15 g，生白术30 g，炮姜12，合欢皮20 g，枣仁30 g，茯神30 g，法半夏12 g，厚朴12 g，砂仁12 g，枳实15 g，川牛膝30 g，生磁石30 g，7剂。本案为绝经期女性，系肾精不足，肝风夹痰上扰，故症见头痛伴头晕，乏力。治疗以镇肝息风，化痰通络为法。药用茵陈、天麻清肝息风；珍珠母、生磁石重镇潜阳；法半夏、厚朴、砂仁健脾燥湿；川芎、白芷通络止痛；全方以重镇息风、化痰通络为要。

第三节　从湿论治乳腺增生临床经验

乳腺增生是女性常见的乳腺问题，其发病率逐年上升，并趋向低龄化。现代医学认为该病与女性体内的激素周期变化相关，好发于20～45岁女性。当机体处于紧张、烦躁、高龄未婚、不哺乳及某些慢性疾病等情况下，可能导致乳腺增生，表现为乳腺小叶结节、乳房胀痛及乳头溢乳等。中医认为，其病因主要是冲任不调，情志不畅，肝气失于疏泄，气滞血瘀痰凝，乳中结块。病机为思虑伤脾，郁怒伤肝，气滞痰凝。常伴月经紊乱，面部色斑，心烦等不适症状。治宜疏肝解郁，化痰消结。古代文献中与乳腺增生相关的病名有乳中结核、乳核、乳癖、乳痰、乳疬、乳疽等。症见乳房中生肿块，形如梅李、鸡卵或呈结节状，质硬，无痛，推之可移，不发寒热，皮色不变，可随喜怒消长，类似乳腺增生及乳腺良性肿瘤。清代顾世澄在《疡医大全》中指出了乳癖一病的症状、病因，"乳癖乃乳中结核，形如丸卵，或坠重作痛，或不痛，皮色不变，其核随喜怒消长，多由思虑伤脾，怒恼伤肝，郁结而成也"。痰湿在中医病因病机中占重要地位，其致病范围广泛，无处不有。气候潮湿、久居湿地可导致外湿侵犯；忧思恼怒、饮食不节等因素则易导致脾胃功能失调，气化不利，形成内生痰湿。临床许多慢性疑难病症可由痰湿所致。痰湿有重浊之性，起病隐匿，不易被察觉。治疗用药贵在疏理，因势利导，注重理气，调理脾胃，条达气机。《黄帝内经》指出"足阳明经从乳房循行而过"，由此可见乳房疾病与胃相关。乳房属胃经，乳头属肝经，肝郁气滞，脾胃失运，痰瘀互结，则容易导致乳腺增生。治宜疏肝，泻阳明痰结。这种化湿疏理的治法贯穿于对乳腺增生的治疗之中。应用化痰祛湿法治疗乳癖的方法主要有以下几种。

1. 清肝化痰法

清代高秉钧提出了乳痰的治疗方剂疏肝流气饮，《疡科心得集》曰："治肝郁不舒，乳痛、乳痰诸证。"该方剂由柴胡、薄荷、郁金、当归、牡丹皮、黄芩、白芍、山栀、夏枯草等药物组成。清代王子接在《绛雪园古方选注》中提到疏肝清胃丸，此方由夏枯草、蒲公英、金银花、漏芦、橘叶、甘菊、鼹鼠粪、紫花地丁、贝母、连翘、白芷、山慈菇、瓜蒌实、炙甘草、广陈皮、茜根、乳香、没药组成。上法制，等分为末，另用夏枯草煎膏为丸，每服五钱，开水送。"乳岩发于乳中……故前贤皆以忧思郁怒，积气于肝胃两经，而成乳岩"。夏枯草入厥阴，解郁热，散结气，蒲公英入阳明，散热毒，消痈肿，二味为君。金银花入阳明，散热消乳肿，甘菊清风热、益肝阴，鼠粪入阴解热，紫花地丁透乳消肿，茜根行血通经，贝母开郁结，消乳痈，凡此六者，皆入肝经。连翘清客热、消肿毒，白芷散血热、攻乳癖，山慈菇攻毒散结，瓜蒌实降火涤痰，甘草和胃消痈，陈皮和胃破结，凡此六者，皆入胃经。乳香活血，没药散血，皆能止痛消肿。再复以夏枯草煎膏为丸者，其义重在通阳化阴，流通血脉，乳癖自散。实遵《内经》言肝欲散、胃喜通之旨。苏教授在此方基础上加减化裁，以化痰散瘀，疏肝理气之法治疗乳癖。以预知子、夏枯草清肝之郁热；法半夏化痰；郁金、莪术祛瘀；木香、厚朴、砂仁、枳实疏肝理气。

典型案例：患者，女，43岁，2016年9月22日初诊。主诉：乳房胀痛，伴心烦易怒6个月。查体：舌暗苔白，脉弦滑。诊断：乳腺增生（痰瘀互结），处方：预知子15 g，郁金15 g，夏枯草15 g，法半夏10 g，厚朴12 g，砂仁12 g，川牛膝20 g，女贞子12 g，娑罗子12 g，莪术10 g，珍珠母30 g，大枣10 g，枣仁30 g，合欢皮20 g，木香12 g，炒白术15 g，枳实15 g，7剂，水煎服。二诊：2016年9月29日，原方加生赭石15 g，7剂，水煎服。清代鲍相璈的《验方新编》载："乳癖乳岩方：蒲公英、金银花、夏枯草各五钱，土贝母三钱，黄酒二碗煎一碗，空心热服愈。一方加当归一两，花粉三钱，甘草二钱，炙穿山甲一片，同上煎服。"

2. 健脾燥湿法

逍遥散出自《太平惠民和剂局方》，原方由柴胡、当归、白芍、白术、茯苓、生姜、薄荷、炙甘草组成，有疏肝解郁、健脾和营的功效，主治肝郁血虚而致两胁作痛，寒热往来，头痛目眩，口燥咽干，神疲食少，月经不调，乳房作胀，脉弦而虚者。加牡丹皮、栀子成为"加味逍遥散"。清代高秉钧《疡科心得集》曰："夫乳属阳明，乳中有核，何以不责阳明而责肝？以阳明胃土最畏肝木，肝气有所不舒，胃见木之郁，惟恐来克，伏而不扬，气不敢舒，肝气不舒，而肿硬之形成，胃气不敢舒，而畏惧之色现，不疼不赤，正见其畏惧也。"对于乳癖的治疗则以疏肝理气为要。"治法不必治胃，但治肝而肿自消矣。逍遥散去生姜、薄荷，加瓜蒌、半夏、人参主之。此方专解肝之郁滞，肝郁解而胃气自舒，盖以瓜蒌、半夏专治胸中积痰，痰去而肿尤易消也"。对于痰湿为盛者，加入浙贝、半夏、瓜蒌以增强化痰之力。"有乳中结核，始不作痛，继遂隐隐疼痛，或身发寒热，渐渐成脓溃破者，此名乳癖。或亦由肝经气滞而成，或由于胃经痰气郁蒸所致。用药疏肝之中，必加贝母、半夏、瓜蒌等以治痰，则未脓可消，至已溃必兼补气血，方易收口"。临床上常在此方基础上化裁加减，治疗乳腺增生。瓜蒌薤白半夏汤出自《金匮要略》，用来治疗胸痹。"胸痹不得卧，心痛彻背者，瓜蒌薤白半夏汤主之"。方中用半夏之苦，以开郁行气；用半夏之燥，更能使胶腻之物随汤而荡涤也。

典型案例：患者，女，39岁，2016年9月22日初诊。主诉：乳房胀痛数年，伴心悸，神疲乏力。查体：舌暗苔白，脉弦滑。诊断：多发性乳腺结节。治法：豁痰，祛瘀，疏肝。处方：薤白15 g，厚朴12 g，瓜蒌30 g，法半夏10 g，生白术50 g，茯苓30 g，枳实15 g；预知子15 g，夏枯草15 g，穿山甲5 g，当归15 g，白芍15 g，合欢皮20 g，枣仁30 g，虎杖15 g，生黄芪15 g，7剂，水煎服。二诊：2016年9月29日。原方加麻仁30 g、柏子仁30 g润肠通便，7剂，水煎服。方中薤白、瓜蒌、法半夏化痰；夏枯草、穿山甲软坚散结；当归、白芍养血柔肝。

3. 补肾化痰法

中医认为肝肾两经与乳房关系最密切，乳腺增生的发生与肝肾有关。肝郁气滞，气血周流失度，蕴结于乳房胃络，乳络经脉阻塞不通，不通则痛而引起乳房疼痛；肝气横逆犯胃，脾失健运，痰浊内生，气滞血瘀夹痰结聚为核，循经留聚乳中，故乳中结块。肾为五脏之本，肾气化生天癸，天癸激发冲任，冲任下起胞宫，上连乳房，冲任之气血，上行为乳，下行为经。若肾气不足，冲任失调，气血滞，积瘀聚于乳房、胞宫，或乳房疼痛而结块，或月事紊乱失调。治疗此型乳腺增生，以女贞子、枸杞子、制首乌补益肾精；茵陈、夏枯草清肝热；玫瑰花、桃仁、水红花子理气活血，以此为基础方加减治疗。

典型案例：患者，女，36岁，2016年9月28日初诊。主诉：乳房胀痛3年。查体：舌暗苔白，脉弦滑。诊断：乳腺增生。治法：补益肝肾，祛痰散瘀。处方：太子参15 g，女贞子15 g，枸杞子12 g，制首乌12 g，预知子15 g，香附12 g，茵陈15 g，川牛膝30 g，穿山甲5 g，夏枯草15 g，玫瑰花12 g，合欢皮20 g，茯神30 g，桃仁12 g，水红花子15 g，珍珠母30 g，7剂，水煎服。

4. 散瘀逐痰法

《黄帝内经》指出，足阳明经从乳房循行而过。由此可见乳房疾病与胃相关。《灵枢·经脉第十》云："胃足阳明之脉……其直者，从缺盆下乳内廉，下挟脐，入气冲中。"《丹溪心法》中指出乳房疾病与胃、肝经关系较为密切，"乳房阳明所经，乳头厥阴所属"。乳房疾病治宜疏肝，泻阳明痰结。明代孙志宏提出了外用白及治疗乳癖。《简明医毂》载："乳癖：白芷、鼠粪，为末，好酒下至醉；外用白及末，水调敷"。明代张景岳提出了用白芥子治疗乳癖的治法，在《景岳全书》曰："味大辛，气温。善开滞消痰，疗咳嗽喘急，反胃呕吐，风毒流注，四肢疼痛，尤能祛癖冷气，解肌发汗，消痰癖疟痞，除胀满极速。若肿毒乳癖痰核初起，研末用醋或水调敷甚效。"临床运用白及、白芥子等化痰散结的药物来治疗乳腺增生，如消核膏外敷，药物组成：柴胡、郁金各15 g，仙灵脾、仙茅各10 g，白芥子、生南星、僵蚕、半夏、三棱、莪术各30 g，甘遂、大戟各45 g，加入黄丹熬膏外用。

第四节　从湿论治口疮临床经验

口疮是指口舌黏膜上出现淡黄色或灰白色小溃疡，局部"红、肿、凹、痛"，具有周期性、复性自限性的一种疾病，大致包括常见的复发性口腔溃疡、疱疹性口炎、口腔黏膜损伤性溃疡、白塞病等，其患病率超过10%。目前其发病机制尚未明确，现代医学尚无特效疗法，远期疗效不理想。中医认为本病多由饮食不节、情志失调、劳倦内伤、久病不愈所引起。口疮初期多为实证，但顽固性口疮因疾病迁延，病情错综复杂，多本虚标实，本为脾胃亏虚，标为寒、热、瘀、毒、湿等，尤其与湿邪关系密切。湿邪伤人归结于脾胃，湿邪又往往与热、寒、瘀、毒交织为患，胶着反复，难以痊愈。

一、发病湿邪为患，根在脾胃

《素问阴阳应象大论》曰："脾主口，其在天为湿，在地为土，在体为肉，在脏为脾……在窍为口"。《灵枢·经脉》曰："脾，足太阴之脉……连舌本，散舌下"，又曰"胃，足阳明之脉……入上齿中，还出挟口，环唇"。脾开窍于口，脾胃之经脉散布于口，口舌之病为脾胃所系。《六因条辨·伤湿辨》曰："夫湿乃重浊之邪，其伤人也最广"。《证治准绳·杂病·伤湿》曰："土兼四气，寒热温凉，升降浮沉，备在其中。脾胃者，阴阳异位，更实更虚，更逆更从"。外感湿邪损伤脾胃，脾失健运，湿浊内生。宋·杨士瀛《仁斋直指方》曰："惟湿之入人，行住坐卧，实熏染于冥冥之中，人居戴履，受湿最多，况夫湿能伤脾，脾土一亏，百病根源，发轫于此矣。"指出了湿邪伤人于不经意间，湿邪为患，"如油裹面"，病势缠绵难以自去。现代社会，人们工作节奏加快，生活水平提高，饮食谱改变，致使饥饱不调的人增多，过饮茶酒冷饮、过嗜肥甘之人日众，冰箱、空调的普及，恣食生冷者随处可见，导致脾胃受损，中阳困遏，水湿停聚；加之生态环境改变，大气、水源、食品污染等时刻威胁人们的健康，致使脾胃虚损之人更剧；或因素体虚弱、病后失养、思虑劳倦，致使脾胃运化失权，出现中气不足或脾阳虚衰之证。《灵枢·百病始生》曰："清湿袭虚"，说明脾胃一虚，最容易被湿邪所伤。《素问·通评虚实论》曰："九窍不利，肠胃之所生也"，顽固性口疮的发生，即是脾虚湿盛所致。脾胃虚弱，运化失常，清气不升，浊气不降，湿浊停滞，反复浸润侵蚀口唇，导致顽固性口疮的发生。湿邪久恋，终成湿浊，致使病情缠绵难愈。

著名中医专家干祖望先生指出："浊从湿化，故轻者为浊，重者为湿，湿多滞积于下半身，浊能弥漫于上半身。两者基本相同，区别在于轻重浮沉之间而已。"湿浊内生，根据人体体质的不同，形成不同的病理机制。若素体阳虚，或久病体弱，脾肾阳亏，或长期口服苦寒之品，败胃伤阳，寒从中生，寒湿中阻，虚火上浮，熏蒸口舌，黏膜腐溃成疮。若素体阳热偏盛、湿化为热，或嗜食肥甘厚腻，滋生湿热，湿热蕴阻中焦，向上熏蒸口舌，发为口疮。病久多兼瘀，口疮常年发作，湿浊阻滞气机，气血运行不畅，瘀血内生，而见湿瘀杂合致病。《金匮要略心典》载："毒者，邪气蕴结不解之谓"，寒、湿、瘀、热等邪气郁滞人体日久成毒，湿毒交织，阻滞经络气机，致使血肉腐败，而成疮疡，发于口者，即为顽固性口疮。

二、治疗以湿为中心，标本兼治

清·齐秉惠《齐氏医案·口疮》曰："口疮上焦实热，中焦虚寒，下焦阴火，各经传遍所致，当分辨阴阳虚实寒热而治之。"口疮的治疗，当辨证求因、切合病机、随证治之。在临床上认为初发口疮多为实证，当从火热入手治疗，但顽固性口疮多数已使用苦寒药物治疗，或有缓解，但反复发作，此时应审机求因，因多数患者伴有腹胀、大便不成形、舌苔白腻或黄腻等症状，故虑以脾胃为本，湿浊与寒、热、瘀、毒交杂为标。辨证多见脾胃虚弱、湿热中阻，脾肾阳虚、寒湿内停，脾胃虚弱、湿瘀互结等。始终不忘脾虚湿盛这一根本，则临床收效最佳。如脾胃虚弱、湿浊内蕴者，治疗应健运脾胃、祛除湿邪，选方以四君子汤合平胃散加减为基础方，药用党参或太子参或红参、黄芪、茯苓、白术、五爪龙、藿梗、荷梗、苍术、陈皮、厚朴、砂仁、金雀根、甘草等；脾胃虚弱、湿热中阻者，表现为口舌糜烂、面红热、疼痛，进食热饮明显，时好时坏，稍食辛辣油腻之物即发作，口干口苦，或伴口臭，脘腹痞满，大便黏滞不爽，小便发黄，舌质红，苔黄腻，脉滑数；治疗当以清热利湿为主，选方以甘露消毒丹加减，药用滑石、黄芩、茵陈、石菖蒲、川贝母、通草、藿香、连翘、白蔻仁、薄荷、射干等，日久伤阴者，当兼顾滋阴，佐用银柴胡、沙参、麦冬等。对于脾肾阳虚、寒湿内停者，症见溃疡面暗淡、大而深，久不愈合，喜热饮，胃脘隐痛、喜温喜按，平素怕冷，舌淡红，苔薄白，脉沉细等，治当温补脾肾、散寒除湿，选方以附子理中丸加减，药用附子、干姜、党参、白术、甘草、泽泻、肉桂等。对于脾胃虚弱、湿瘀互结者，常见溃疡面色泽暗红，夜间痛甚，流血水，饮水不欲咽，面多暗斑或易患静脉曲张等，皮肤多粗糙，舌面瘀点瘀斑、舌下络脉瘀紫，脉细涩者，治疗当健脾除湿、化瘀通络，选方以桂枝茯苓丸合赤小豆当归散加减，药用桂枝、茯苓、牡丹皮、桃仁、赤芍、赤小豆、当归、丹参等。对于脾胃虚弱、浊毒内蕴者，表现为口疮数目多而广，疮面深大，疼痛持久，流水，平素易生痤疮，舌暗红，苔黄腻，脉弦滑者，治疗以健脾除湿、解毒生肌，选方以升麻鳖甲汤加减，药用升麻、当归、生甘草、鳖甲、木蝴蝶、栀子、连翘等。另还常配以茶饮方，药用木蝴蝶3 g，凤凰衣3 g，荷叶3 g，开水冲泡，当茶饮用，以清热解毒、化湿生肌止痛。

三、案例举隅

案例：郭某，女，30岁，2016年9月23日初诊。近5年来反复发作口腔溃疡，稍进食辛辣或工作压力大时或熬夜后发病，曾用抗生素、复合维生素、口腔溃疡贴、康复新液等治疗，一般需要2周左右愈合，发作频率为每月1~2次，有时此起彼伏，严重时影响进食，长期以来会因此而焦虑，害怕随时发病。诊时见口腔黏膜右侧近下唇有一红豆大小溃疡，舌面左侧有一米粒大小溃疡，疮面红赤、稍肿、灼痛，平素觉心率快，心烦闷，时气短，纳多易饥，食后又觉腹胀，眠不实、梦多，月经延迟一周，小便可，大便时干时稀、黏腻不爽，舌红边有齿痕，苔薄黄腻，脉弦细数。既往体健，无过敏史。平素易生痤疮。诊断：顽固性口疮，辨证为：脾胃虚弱湿热中阻。治疗以清热除湿为主、兼运脾胃。方选甘露消毒丹加减，药用：滑石 20 g，黄芩 10 g，茵陈 12 g，浙贝母 10 g，通草 6 g，连翘 10 g，砂仁 10 g，木蝴蝶 12 g，炒栀子 10 g，厚朴 12 g，佛手 12 g，八月札 15 g，生白术 30 g，太子参 15 g，茯神 30 g，合欢皮 20 g，7 剂，配方颗粒，每日 1 剂，早晚分服。

二诊：患者诉服药 2 剂后疼痛减轻 90%，5 剂后口疮愈合，7 剂后疼痛消失，心烦减，仍梦多，气短，食后腹胀，上方去滑石、黄芩、连翘、木蝴蝶，加用茯苓 20 g、炙甘草 6 g、鸡内金 15 g、酸枣仁 30 g、丹参 20 g，7 剂，每日 1 剂，早晚分服。

三诊：患者无新发溃疡，心情愉悦，食后腹胀明显减轻，纳可，时梦多，偶觉气短，大便偏稀，舌淡红，苔薄白，脉弦细。此时为溃疡间歇期，湿热之象已退，脾胃虚弱为主要矛盾，治疗当健运脾胃为主，以基础方加减：党参 20 g，茯苓 20 g，白术 15 g，苍术 10 g，陈皮 10 g，厚朴 10 g，砂仁 6 g，炙甘草 6 g，八月札 15 g，香附 10 g，酸枣仁 20 g，配方颗粒，7 剂，早晚分服。患者 7 剂后自行抄方再服 7 剂，无特殊不适。随诊 6 个月，未再发溃疡。

按语：该患者口腔溃疡反复发作多年，属于湿热内蕴型，日久化毒侵蚀口腔，加之平素失于调养、脾胃受损，导致溃疡反复。治疗当分轻重缓急，初治以清热除湿为主，方选甘露消毒丹加减。口腔溃疡发作期以热甚为著者，选用连翘、木蝴蝶、滑石、黄芩等，《神农本草经》载连翘："主寒热……痈肿、恶疮、瘿瘤、结热、蛊毒"，为"疮家圣药"，善解疮毒、散痈肿。《本草纲目拾遗》载木蝴蝶："凡痈毒不收口，以此贴之"，木蝴蝶对于顽固性溃疡疮面难以愈合者，疗效颇佳。缓解期则以健脾利湿为主，以四君子汤合平胃散加减。又口腔溃疡反复发作患者，常考虑情志因素，病久多郁，用药时兼用疏肝解郁之品，如八月札、香附、佛手花、素馨花、娑罗子、郁金、绿萼梅等。

第五节 从湿论治眩晕临床经验

眩是指眼花或眼前发黑，晕是指头晕或感觉自身或外界景物旋转。二者常同时并见，故统称为"眩晕"。轻者闭目即止；重者如坐车船，旋转不定，不能站立，或伴有恶心、呕吐、汗出，甚则昏倒等症状。眩晕为临床常见症状之一，常发作反复，严重影响患者的工作、生活。朱丹溪提出"无痰不作眩"。临床上结合多年经验指出眩晕——病机为脾胃虚弱，湿邪为患，提出从"湿"论治，健脾祛湿的观点。在临床实践中从"湿"论治眩晕，收到满意疗效。

一、病因病机

1. 脾胃有伤，诸病生焉

李杲在《内外伤辨惑论·辨阴阳证》中云："脾胃有伤，则中气不足，中气不足，则六腑阳气皆绝于外，故营卫失守，诸病生焉。"认为脾运胃纳互相依赖，一升一降相反相成，湿浊中阻虽有偏重，但应兼治，如化脾湿必佐以开胃。柔弱之五脏之中尤其是主水谷精微运化的脾胃虚弱乃眩晕病机之本，其意义重大，如《素问·奇病论》说："脾胃居中央，为后天之本，在人体素有中州之称，乃仓廪之官，水谷之海，运化之枢纽。"只有通过脾胃的协同作用，才能使水谷精微营养脑髓、四肢百骸。常人若长期饮食不节，嗜食肥甘厚腻，或外感六淫，或内因七情，皆可导致脾胃虚弱，运化失司，进而产生"眩晕"症状，脾不能升清则头沉、昏蒙，脾胃生化无源可见乏力，纳呆，升降失司则大便不爽、黏腻，小便短赤。结合多年临床经验，提出诸脏虚损峻补无益，独取"中州"至为重要，认为"眩晕"病应注重运化，抓住脾胃这一重点以遣方用药。在临床上推崇国医大师路志正教授提出调理脾胃法的核心：持中央，运四旁，怡情志，调升降，顾润燥，纳化常。指出脾主中州，与胃相合，并与五脏相关，"脾胃"为升降之枢纽，全身气机之调畅皆与肝脾相关，肝脾同治，身心俱调。脾喜燥、胃喜润，脾多湿证、胃多燥证，脾胃分治，当别阴阳等，只有脾胃和合，五脏相安，气机通畅，阴平阳秘，才能纳化正常，身体健康。

2. 湿邪为患，变证百出

"湿"在人体相当于水分，是人体不可缺少的重要组成部分，人离不开水，但水分过多又会对人体造成危害，犹如水能载舟，又能覆舟一样。水分过多存于体内，就会造成各个脏器的损伤，以致生病。《素问·经脉别论》将水谷摄入后的精微化生、代谢过程概括为"食气入胃，浊气归心，淫精于脉；脉气流经，精气归于肺；肺朝百脉，输精于皮毛……饮入于胃，游溢精气，上输于脾；脾气散精，上归于肺，通调水道，下输膀胱。水精四布，五经并行。"正常情况下饮食摄入后经脾胃运化，将饮食化生为水谷精气，脾升胃降，水谷精微之清者又靠脾之转输和散精作用，把水谷精气上输于肺，再由肺通过经脉而布散全身，以营养五脏六腑、四肢百骸，维持正常的生命活动。

"湿"为阴邪，积而为水，聚而成饮，凝则为痰，化生百病，五脏六腑，四肢经络，皆可滞留。"湿"邪为患，则产生眩晕，口黏腻微苦，身体困重，乏力，胸闷，纳呆，舌苔厚腻，脉濡滑等表现。需要指出的是，湿邪作为中间病理产物，可从热转化为湿热病，从寒转化为寒湿病，亦可"在阴而不去，久则成形，血为湿滞（《病机汇论·湿》)"而兼夹瘀血，尚能伤阴耗气或阻滞气机而兼夹气虚、气滞或阴虚。总之，湿阻病因病机复杂，涉及多脏，并非仅和脾胃有关，辨证时应辨明内外先后，做到"审因论治"。在临床上，许多眩晕患者的"头晕"症状往往不甚明显，而是以口黏腻微苦，身体困重，脘腹满闷，下肢湿疹，失眠，舌体胖或有齿痕，舌苔厚腻，脉滑数或濡为主要表现。据此，提出湿邪阻滞乃眩晕发生的直接病理原因。

二、治法

古人治疗湿病有丰富的临床经验，《素问·六元正纪大论》载："湿淫于内，治以苦热，佐以酸淡，以苦燥之，以淡泄之""湿淫所胜，平以苦热，佐以酸辛，以苦燥之，以淡泄之，湿上甚而热，治以苦温，佐以甘辛，以汗为故而止"。仲师提出："温药和之"。吴鞠通分为三焦论治，并有"善治痰者，不治痰而理气"的论述。《医方类聚》强调健脾利湿，以健脾为先，配以清热利小便，同样突出了利小便的重要性。苏师提出，宗古师今，治湿不唯温、燥、化、宣、通、渗，且兼顾调理脏腑气机。针对眩晕的病机特点，首分虚实，拟定健运脾胃，燥湿祛痰，佐以芳化的治疗方法进行治疗。

三、调护

苏师极为重视调护在眩晕预防、治疗和防止再复发中的重要作用。并根据多年临床经验总结出以下几点：①注意身体锻炼，增强体质。华佗云："人体欲得劳动，但不当使极耳。动摇则谷气得消，血脉流通，病不能生。譬如户枢，终不朽也。"适当的运动可促进血流加速，使气血通畅，津液运行正常，一方面内生之湿邪不易产生；另一方面"正气存内，邪不可干"，外在之湿邪也不易侵犯机体。②养成合理的饮食习惯，忌食肥甘厚味。合理的饮食构成、适当的食量、有规律的饮食时间、饮食物的清洁卫生及因人因时因地制宜的饮食习惯既是防治眩晕的有效措施，也是保护脾胃不受饮食所伤的必要条件。③保持情志畅达，内伤七情则气机不畅，进而津液运行不利，湿邪遂生，《医原》曰："思虑过度则气结，气结则枢转不良而成内湿。"精神的调摄应当遵循《素问·上古天真论》"恬淡虚无，真气从之，精神内守，病安从来"的原则。此外，注意生活起居，监测血压、血脂、血糖，定期复查肝肾功能，控制体重等因素亦是调护的重要部分，这些充分体现了苏师治病"贵在和"的观点。

四、临床案例举隅

案例：李某，女，45 岁，2016 年 4 月 25 日初诊。主诉：眩晕，恶心，未吐，乏力，肢体麻木。刻下症：眩晕 3 年，如有物盖于头部，头痛如裂，下午及入夜为甚，肢体麻木，恶心，未吐，乏力，气短，失眠，噩梦，尿黄，大便干、黏，足凉痒，舌质暗红，苔黄厚腻，脉弦数。患者多疑，喜忧，善悲伤，血压 140/90 mmHg。苏师四诊合参及结合手诊，书方如下：川芎 12 g，珍珠母 30 g（先煎），羚羊角粉 3 g（冲服），全蝎 4 g，僵蚕 12 g，地龙 12 g，法半夏 10 g，厚朴 12 g，橘皮 12 g，砂仁 12 g（后下），生白术 30 g，枳实 15 g，瓜蒌 30 g，黄连 4 g，天麻 15 g，钩藤 20 g（后下），川牛膝 30 g，酸枣仁 40 g，茯神 30 g，合欢皮 20 g。调理半年，诸症减，随访半年，未见复发。

按语：苏师临证主张辨证精确，用药恰当。患者病史的长短是判断虚实重要指标之一，苏师四诊合参，结合手诊，认为其属于本虚标实证，标实为"湿"，本虚为"脾胃亏虚"，苏师从"湿"入手，方中橘皮《本草汇言》云其"理气散寒，宽中行滞，健运肠胃，畅利脏腑，为脾胃之圣药也……东垣曰，夫人以脾胃为主，而治病以调气为先，如欲调气健脾者，橘皮之功居其首焉"。枳实辛苦微寒，归脾、胃、大肠经，有破气消积、化痰除痞之功效，橘皮和枳实相配伍，一温一凉，增强理气化痰之力。体现湿为阴邪，湿聚成水，"积水为饮，饮凝成痰"，气行则湿行。"治痰先治气，气行痰自消"。川芎、珍珠母是苏师治疗头痛的有效对药。半夏是治疗湿邪所致眩晕的第一要药。法半夏辛温有毒，归脾、胃、肺经，有燥湿化痰、降逆止呕、消痞散结之功效，为治疗湿痰、寒痰的要药。茯苓甘淡平，归心、脾、肾经，有利水渗湿、健脾安神之功效，可使湿祛脾健而百病不生，遵"治湿不利小便，非其治也"的理论。酸枣仁甘酸平，归心、肝、胆经，有养心安神、益肝敛汗的作用，《名医别录》记载其"烦心不得眠……虚汗，烦渴，补中，益肝气，坚筋骨，助阴气"。现代药理作用为镇静、催眠、镇痛、抗惊厥、降温、降血脂。羚羊角粉、全蝎、僵蚕与小陷胸汤祛痰化瘀，川芎与川牛膝一升一降，调畅气机，升降相合，气降才可火降。生白术、枳实配伍，通腑祛浊，釜底抽薪，茯神、合欢皮安神定志，药证相符，疗效显著。正如《慎斋遗书·辨证施治》中有言："诸病不愈，必寻到脾胃之中，方无一失。何以言之？脾胃一伤，四脏皆无生气。故疾病日多矣。万物从土而生，亦从土而归。"

苏师在临床中十分重视患者大便是否通畅，指出一旦患者大便不畅，则气血水谷精微运行不畅，湿浊向下无出路，留滞于五脏经络之中，进而产生百病。

第六节　从湿论治心悸临床经验

心悸是因外感或内伤，致气血阴阳亏虚，心失所养；或湿邪、痰饮、瘀血阻滞，心脉不畅，引起以心中急剧跳动，惊慌不安，甚则不能自主为主要临床表现的一种病证。因惊恐、劳累而发，时作时止，不发时如常人，病情较轻者为惊悸；若终日悸动，稍劳尤甚，全身情况差，病情较重者为怔忡。此病相当于西医的心动过速、心动过缓、期前收缩、房颤或房扑、房室传导阻滞、病窦综合征、预激综合征，以及心功能不全、神经官能症等疾病。

心悸中医辨证为本虚标实之证。其病位在心，但与肝、脾、肺、肾关系密切。临床上传承国医大师路志正的湿病理论，认为心悸的发生多与湿邪相关，湿为阴邪，其性黏腻、重浊，其伤人弥漫而隐晦，极易损伤阳气，清·叶桂《温热论·外感温热篇》曰："湿胜则阳微"。湿伤阳气出现两种病变，一方面是阳气被遏制，导致气血运行受阻，心气不能推动血液循环，心失所养则心悸；另一方面，湿盛损伤心阳，阳气不足，寒邪凝滞，血行不畅而生瘀血，心脉瘀阻，心神扰动则心悸。所以湿邪是导致心悸的主要因素之一。湿的来源有内外之分，外来之湿主要是源自天气和地域之湿；内生的湿邪则是由于脾胃功能失调、升清降浊紊乱导致湿蕴于中焦，湿浊上泛，随胃气上冲于心，或湿浊蒙蔽心窍则心悸不安。因此，治疗心悸祛湿是关键。

一、临证经验

1. 调理升降、祛除湿浊

案例：张某，男，38岁，2019年6月27日主诉"心悸2月余"就诊。患者2个月前无明显诱因出现心悸，伴口苦、胃胀、反酸，睡眠不佳，大便正常，舌红苔薄白，脉沉弦。血压130/70 mmHg。2019年3月14日曾在当地医院行胃镜检查，诊断为萎缩性胃炎、十二指肠炎。24小时动态心电图提示：室性期前收缩，24小时出现5003次。根据患者以上临床表现，诊断为心悸病，辨证为脾虚湿滞、湿浊上犯而致心悸。治以益气活血，调脾胃升降，祛除湿浊法。方用益气化湿汤加减：太子参15 g，丹参15 g，苦参10 g，法半夏10 g，砂仁12 g（后下），木香12 g，生白术15 g，合欢皮20 g，炒枣仁30 g，茯神30 g，炒枳实15 g，炒麦芽20 g，陈皮12 g，高良姜10 g，蒲公英20 g，海螵蛸15 g，荷叶12 g。中药7剂，每日1剂，水煎服。

二诊：2019年7月10日患者复诊，自诉服药7剂后心悸明显缓解，遂自行抄方继服7剂，药后仍时有胃胀、胃酸上泛，睡眠好转，二便调，舌红根部黄腻，脉沉弦。原方去陈皮、高良姜，加干姜12 g、黄芩10 g、大腹皮15 g。继服14剂。

三诊：2019年7月31日患者复诊，自诉服用上药后，腹胀、胃酸上泛症状好转，心悸亦减少，唯有近日因生气复出现胸闷、心悸，期前收缩频发伴胃胀，寐可，二便调，舌红苔黄，脉细涩。上方减法半夏、海螵蛸，加佛手12 g、炒栀子12 g、郁金12 g。继服中药7剂。

四诊：2019年10月16日患者复诊，自诉上次服药后心悸缓解2月余，停药后近期又有复发，胃不适则期前收缩增加，伴胃胀，双胁下针刺样疼痛，呃逆，胃反酸，寐安，二便调，舌暗红有瘀点、苔黄，脉细涩。继以补气、调脾胃升降、疏肝活血安神法治疗，药用：太子参12 g，丹参15 g，桃仁12 g，法半夏10 g，砂仁12 g（后下），木香12 g，炒白术15 g，炒枳实15 g，高良姜12 g，黄芩12 g，海螵蛸15 g，佛手12 g，陈皮12 g，合欢皮20 g，炒枣仁30 g，茯神30 g，生龙骨20 g（先煎）。继服中药7剂。

五诊：2019年11月6日患者复诊，自诉服药后期前收缩消失，胃胀和双胁胀减轻，无呃逆，仍有胃反酸，寐安，二便调，舌暗苔黄，脉细涩。上次方去高良姜、海螵蛸、陈皮，加干姜10 g、瓦楞子20 g（先煎）、厚朴

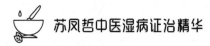

10 g。继服中药 7 剂。

六诊：2019 年 11 月 20 日患者再次复诊，自诉服药后期前收缩未再发作，胃胀和双胁胀缓解，无呃逆，寐安，二便调。舌暗苔黄，脉细涩。继以上法调理。

2019 年 12 月 18 日看到患者，自诉期前收缩已经痊愈，至今未复发。

按语：本病案的特点是患者心悸伴有萎缩性胃炎病史，每次胃有不适则心悸发作。从病史和症状看属于脾胃升降功能失常，湿浊上泛导致心悸，故治疗当心胃同治。方用自拟益气化湿汤，健脾益气活血，祛湿降浊，安神定悸。方中太子参、丹参益气活血；法半夏、砂仁、木香、生白术、炒麦芽、陈皮、炒枳实合用，寓有香砂六君子汤之意，健脾和胃、升清降浊而助运化；荷叶芳化湿浊；苦参清热燥湿；高良姜温胃散寒；蒲公英清热解毒、散结消肿，《本草新编》云："蒲公英，亦泻胃火之药……凡系阳明之火起者，俱可大剂服之，火退而胃气自生。"高良姜与蒲公英，为常用对药，取辛开苦降之性，温胃降火，制寒热错杂；海螵蛸收敛制酸止痛。诸药意在调脾胃升降，祛湿化浊，纠寒热错杂，亦体现了苏凤哲教授心胃同治的治疗理念。同时辅以安神定悸之品，用炒枣仁养心安神，茯神宁心安神，合欢皮解郁安神。全方心胃同治，以健脾化湿升清，和胃祛湿化浊，益气活血，安神定悸。治病求本，故达到了桴鼓之效。

2. 补益脾肾、祛湿定悸

案例：杨某，女，56 岁，主诉心悸半年余，于 2019 年 1 月 9 日初诊。患者半年前因睡眠不佳出现心悸，伴乏力，容易受惊，平时纳可，大便每日 1～2 次，多数不成形，腰酸，偶发下肢浮肿，舌淡苔白腻，脉沉无力。血压 130/80 mmHg。根据患者年龄及症状、舌苔脉象诊断为心悸病，辨证为脾肾俱虚，湿浊内停，心失所养而致心悸。治以健脾补肾，祛湿化浊，安神定悸。药用：太子参 15 g，丹参 15 g，苦参 12 g，法半夏 10 g，砂仁 10 g（后下），木香 12 g，炒白术 15 g，炒苍术 15 g，煅牡蛎 20 g（先煎），茯苓 30 g，干姜 10 g，炒杜仲 20 g，茯神 20 g，生龙齿 20 g（先煎），珍珠母 20 g（先煎）。中药 7 剂，每日 1 剂，水煎服。

二诊：2019 年 1 月 16 日患者复诊，自诉药后睡眠可，心悸减轻，伴乏力，大便仍不成形，每日 1～2 次。舌淡苔白腻，脉沉弦。原方减木香，加肉豆蔻 12 g、生山药 20 g。继服中药 7 剂。

三诊：2019 年 1 月 23 日患者再次复诊，自诉心悸基本消失，纳可，寐安，大便成形，小便调。舌淡苔薄白，脉沉细。原方减法半夏、炒苍术、生龙骨、苦参，加莲子 12 g、炒柏子仁 20 g，继服中药 7 剂。

四诊：2019 年 3 月 20 日患者再次复诊，自诉自行抄方服药 1 个月，药后心悸未再发作，寐可，大便成形，体力有所改善。舌淡苔薄白，脉弦细。继以补气化湿、重镇定悸法调理。2019 年 8 月患者因其他问题来就诊，诉说心悸未再复发。

按语：本案为老年女性，本已肝肾亏虚，又脾胃功能失调，脾虚生湿，故形成虚实夹杂证，脾肾两虚，湿阻心失所养为其主要病机。故以补脾肾、祛湿利水、通心脉定悸法治疗。方中太子参、丹参益气活血；炒杜仲、煅牡蛎补肾收敛心气；法半夏、砂仁、木香、炒白术、炒苍术、苦参健脾升清、祛湿燥湿、降胃化浊；茯苓淡渗利湿；干姜温胃散寒，并助运化水湿之力；生龙齿、珍珠母镇静安神定悸，茯神宁心安神。全方以益气补肾健脾、化湿燥湿利水、重镇安神定悸为大法。抓住该患者心悸的发作与神不安有关，神不安则源于肾虚易惊、脾虚意乱，故补肾重镇则神安志定、补脾祛湿则意定心缓，故顽固心悸随之而解。

3. 通阳宣痹、祛湿化浊

案例：王某，女，67 岁，主诉心悸伴胸闷、气短 2 年余，于 2019 年 9 月 19 日初诊。患者 2 年前无明显诱因出现心悸，伴有胸闷、气短，不能平卧，偶有头晕、头痛，寐安，食欲不振，腹胀，大便正常，双下肢按之浮肿，舌红苔薄白，脉沉弦。患者既往有慢性胃炎病病史 20 年、风心病史 2 年，血压 128/70 mmHg。2019 年 8 月 3 日心脏彩超示：双房增大，二尖瓣、三尖瓣重度反流，肺动脉高压。颈动脉彩超示：双颈动脉斑块。根据以上临床表现诊断为心悸，辨证为脾虚湿重，胸阳不振，湿浊上泛，浊气攻心，气滞血瘀而致心悸。治以健脾祛湿化浊、通阳宣痹活血之法。药用：太子参 15 g，生黄芪 30 g，丹参 15 g，苦参 12 g，瓜蒌 15 g，薤白 15 g，法半夏 10 g，砂仁 10 g（后下），木香 10 g，川牛膝 20 g，补骨脂 12 g，炒白术 15 g，炒苍术 15 g，泽泻 15 g，香附 12 g，茯神 30 g，川芎 12 g。7 剂，每日 1 剂，水煎服。

二诊：2019 年 9 月 26 日患者复诊，自诉药后发憋、气短明显好转，头痛、头晕未发，走路时间长后有心前区不适感，伴心烦急躁，寐安，大便不成形，每日 2 次，舌红苔薄白，脉沉弦。原方减木香、香附，加生龙骨 20 g（先煎）、生山药 15 g。继服 7 剂。

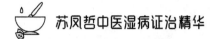

三诊：2019 年 10 月 23 日患者复诊自诉走路胸闷减轻，双下肢浮肿消退，伴有左侧乳房胀痛，左肩疼痛，仍有气短，寐可，纳安，二便调。舌红苔薄白，脉弦细。原方减砂仁、苦参、泽泻，加佛手 12 g、元胡 15 g、桂枝 6 g。继服中药 7 剂。

四诊：2019 年 11 月 6 日患者再次复诊，自诉偶有心慌，眼皮跳，大便每日 1 次，成形。舌红苔薄白，脉弦细。仍宗上法调理，用药：太子参 15 g，丹参 15 g，干姜 6 g，瓜蒌 15 g，薤白 15 g，法半夏 10 g，佛手 12 g，香附 12 g，郁金 15 g，山药 15 g，川牛膝 30 g，炒杜仲 20 g，炒柏子仁 20 g，炒枣仁 30 g，茯神 30 g。继服中药 7 剂。

五诊：2019 年 11 月 20 日患者复诊，自诉药后偶发心慌，寐差，二便调，舌淡苔薄白，脉弦细。上方去郁金、炒杜仲，加炒栀子 12 g、珍珠母 20 g（先煎）。

六诊：2019 年 12 月 4 日，患者自诉服药后期前收缩未再发作，胃胀缓解，无呃逆，受凉后偶发胃酸，寐安，二便调，舌暗苔黄，脉细涩。上方干姜改为 12 g，加黄芩 10 g。继服中药 7 剂。

2019 年 12 月随访，患者自诉期前收缩已经痊愈，至今未复发。

按语：本案患者年老体弱，肝肾不足，且患有慢性胃炎 20 年、风心病 2 年，脾胃功能失调，胸阳不振，脾胃虚则生湿，胸阳不振则饮停胸中，阻滞心阳，遂心中悸动不安。本病为本虚标实之证。本虚以气虚、脾虚、肾虚为主；标实以水湿、瘀血为要。脾虚、胸阳不振，湿浊内泛为本病的关键。方用瓜蒌薤白半夏汤以宣痹通阳散结；太子参、生黄芪、丹参、川芎益气活血；木香行气调中，砂仁行气化湿健脾，伍以炒白术、炒苍术、法半夏寓有香砂六君子汤之意，以健脾祛湿；川牛膝、补骨脂益肾利湿，苦参清热燥湿；肝属木，脾属土，肝主升发、疏泄，脾主下降、运化，两者密切配合则气机升降平衡。故用香附疏肝理气，配合健脾药具有疏肝和胃之功，共同发挥运化水湿、升清降浊的作用；茯神宁心安神以定悸，同时可增强健脾利水之功。诸药合用，疏肝和胃，健脾益肾以化湿利水，通阳散结，豁痰下气，使湿浊化、水气消、血瘀化，则心脉气充血畅，心有所养，心悸自止。

二、讨论

心悸为本虚标实之证，本虚为气血阴阳诸虚，标实为湿、痰、血瘀作祟。湿、痰、瘀中，湿是源头，身体因虚生湿，湿聚为痰，痰阻血瘀。三者既是发病原因，又是病理产物，贯穿于心悸发生的全过程。湿的产生因于水液代谢的失常，人体的水液代谢与五脏均有关系，肺、脾、肾直接参与水液的代谢，肝主疏泄，心起辅助作用，心悸病因为湿，病位在心，而与五脏代谢功能均有关系。故治疗心悸，应以调五脏为本，祛除湿、痰、瘀为标，掌握标与本的定性、定位、定量、演变转化关系，方能在心悸的治疗中运筹帷幄，立于不败之地。

在临床上治疗心悸，除把握标本的关系外，还重视宗气的作用。宗气贯注于心肺而行呼吸，推动血液运行。宗气位于胸中，若宗气匮乏，胸中阳气不振，则邪气痹阻，难以祛除，也是心悸不能缓解的原因之一。因此，治疗应结合补气祛湿、活血通脉之法以促进心悸的恢复。同样，治疗心悸应注意安神。心悸的发生主要病机是心失所养，心神不安，魂魄不宁。故安神也是治疗心悸的重要原则，此法对于伴有失眠的心悸患者更为重要。故在心悸的辨证施治中，均要结合安神法治疗。

益气化湿活血法是治疗心悸的常用方法，在此基础上，形成益气化湿活血汤，方剂由太子参、丹参、苦参、法半夏、砂仁、木香、炒白术、炒苍术、干姜、茯神组成。该方由香砂六君子汤减陈皮、炙甘草，加丹参、苦参、苍术、干姜，变茯苓为茯神化裁而来。其中党参易以太子参，与丹参配伍，意在益气活血；茯苓易以茯神，一在健脾祛湿，二在安神定悸；苦参一在清热燥湿，二在发挥其抗心律失常之功；苍术可健脾燥湿，为燥湿要药，无论湿阻中焦，湿在肌肤，还是湿注下焦均可配伍用之；苍术苦温辛烈，偏于平胃运脾，燥湿力胜，白术甘温性缓，偏于补脾益气，健脾之力强，二药伍用，健脾和胃之力倍增，则中焦得健，湿邪得化；干姜能温中散寒，为温暖中焦之主药，与太子参、炒白术配伍寓有理中汤之意，可温化脾胃之寒湿。纵观全方，以健脾益气、和胃理气之香砂六君子丸和温中祛寒、补气健脾之理中汤为基础，意在恢复中焦运化水湿之功，增强健脾化湿之效；同时辅以益气活血、安神定悸。心脉湿化瘀散，则气充血旺，心悸自消。本方重在健脾祛湿，充分体现了路志正教授"治湿不唯温、燥、化、宣、通、渗，还应兼顾调理脏腑气机"的化湿理念。

第七节　从湿论治灼口综合征临床经验

灼口综合征（burning mouth syndrome，BMS）是以舌及口腔黏膜疼痛、烧灼感或其他感觉异常为特征的一种非病理性损伤疾病。临床表现为舌痛、舌麻、舌痒、舌涩、舌灼等主观症状，以舌部灼烧样疼痛最为常见，尤其是舌尖及舌前 2/3 最为常见，其次是硬腭、唇（黏膜部分）、牙槽嵴（义齿修复患者），症状可出现于颊黏膜、口咽及口底黏膜，常不伴有明显的临床损害特征，并无特征性的组织病理变化。BMS 的病因尚不明确。目前认为其病因主要包括局部因素、系统性因素、精神因素、神经系统病变、其他因素五个方面。例如，BMS 不仅与舌的过度活动（如长期嚼口香糖）、饮酒、吸烟等不良生活习惯有关，而且与维生素 B 族和矿物质缺乏（如血清锌水平明显降低）相关。长期滥用抗生素引起菌群失调、长期使用抗焦虑药、口腔白色念珠菌感染等医源性因素也参与其中。焦虑、抑郁等不良情绪也是 BMS 的重要病因之一。各种病因导致口腔黏膜微循环障碍引起唾液量及成分改变是 BMS 发生的主要机制。由于围绝经期或绝经期妇女体内雌激素分泌显著减少，其舌部神经组织和血管发生明显改变，黏膜变薄，角化程度下降，降低耐摩擦性等外界刺激能力，从而引起口腔不适，导致该人群中本病的发病率较高。更年期综合征和糖尿病等系统性疾病的患者为本病的易发人群。针对以上病因，现代医学主要通过改变患者的不良生活习惯、补充维生素 B、增加营养、心理干预、药物对症止痛、激素替代疗法、治疗诱发疾病等方法治疗。

中医学虽然没有 BMS 的病名，但早在殷墟甲骨文中就有"疾舌"的记载，《黄帝内经》也有"舌本强""舌痛""舌干"等病的记述。中医辨证治疗本病有其独特优势，针灸、耳穴等中医适宜技术也可取得了良效，采用中西医结合的方法辨证治疗本病疗效较佳。舌痛病的病位在心脾，以"痰""瘀""虚"为主要病机特点，其辨证分型尚未统一。历代医家多注重从心脾两脏（经）治疗，兼顾肾脏，以"化痰瘀、清心热、降虚火、益气血"为治法，疗效卓然。

一、治法

1. 清肝泻火、温脾益肾化湿

案例：王某，女，59 岁，2019 年 10 月 9 日因舌尖火辣感半年余就诊。患者半年前无明显诱因出现舌尖火辣感，平素急躁易怒，多汗，动则汗出，早晨 3 点至 4 点易醒，大便不成形。舌红苔薄白，脉弦细。血压 120/70 mmHg。诊断为舌辣，脾肾两虚湿重、心肝火旺证，治以健脾益肾祛湿、清肝泻火之法。处方：木蝴蝶 12 g，炒栀子 12 g，夏枯草 15 g，赤芍 12 g，淡豆豉 12 g，法半夏 10 g，砂仁 6 g（后下），炒苍术 15 g，炒白术 15 g，干姜 6 g，生山药 15 g，补骨脂 12 g，合欢皮 20 g，炒枣仁 30 g，茯神 30 g，娑罗子 12 g。7 剂，每日 1 剂，水煎服。

二诊：2019 年 10 月 23 日患者复诊自诉仍有舌尖火辣感，伴上颚辛辣肿胀感，寐可，大便仍不成形。舌红苔薄白，脉弦细。上方去淡豆豉、赤芍、茯神、法半夏，加连翘 15 g、蒲公英 15 g、益智仁 20 g，干姜改为 8 g，继服 7 剂。

三诊：2019 年 10 月 30 日自诉舌头及上颚辛辣肿胀感稍减，急躁易怒，睡眠稍有好转，有时易醒，大便不成形。舌红苔薄白，脉弦细。继以前方去连翘，加荷叶 12 g、佛手 12 g，继服 7 剂。

四诊：2019 年 11 月 6 日患者舌头及上颚辛辣肿胀感消失，近日感冒，咳嗽，咽部不适，咳痰难出，仍大便不成形。舌红胖大苔薄白，脉沉弦。处方：连翘 15 g，浙贝母 12 g，百合 15 g，法半夏 10 g，木蝴蝶 12 g，砂仁 6 g（后下），生山药 15 g，合欢皮 20 g，炒枣仁 30 g，茯神 30 g，木香 8 g，生龙齿 20 g（先煎），干姜 10 g，川牛膝 20 g，陈皮 12 g，竹茹 12 g。7 剂，水煎服。

五诊：2019 年 11 月 13 日仍咳嗽，有黄痰，咽痒则咳，仍大便不成形。舌红苔薄白，脉细滑。上方减陈皮、竹茹、木香，加生石膏 30 g、鱼腥草 15 g。7 剂，水煎服，每日 1 剂。

患者感冒愈，1 个月后随访，舌辣未再复发。

按语：本病案患者为老年女性，平素心烦急躁，肝火旺盛，肝木克伐脾土太过，则脾虚运化水湿无力，水湿停聚日久易酿生湿热之邪；患者年事已高，肝肾渐亏，肾阴虚不足以滋养肝木则肝阳上亢，甚者生热化火；湿与热结随肝火上炎，灼烁口舌则自觉舌辣。其平素多汗，动则汗出，早醒，大便不成形即为脾肾两虚夹湿之征。故辨证为脾肾两虚夹湿，肝火上炎之证。木蝴蝶苦甘寒凉，具有清肺热、利咽喉之功效，为治咽喉肿痛之常用药，且可入肝、胃二经，能疏肝和胃、敛疮生肌为君药。夏枯草清肝泻火；炒栀子清三焦郁热；赤芍入肝经，清热凉血、活血散瘀、泻肝火；淡豆豉清热除烦、宣发郁热，与炒栀子配伍寓有栀子豉汤之意，可清除肺胃之郁热。三者共为臣药，辅助甘、凉之木蝴蝶，荡涤肝、肺、胃三经之热。炒苍术平胃运脾，燥湿力胜，炒白术补脾益气，健脾之力强，二者配伍疏肝和胃之娑罗子、温

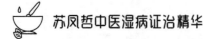

中散寒之干姜、行气化湿之砂仁、燥湿化痰之法半夏共为佐药，温脾和胃则中焦得健，纳运如常，水湿痰饮得以运化。生山药健脾益肾、涩肠止泻，补骨脂温补脾肾，祛湿止泻，二者共为使药，温脾益肾化湿。最后伍以解郁安神之合欢皮、养心安神之炒枣仁、宁心安神之茯神使神安志定，则失眠自止。全方寒温并用，补泻兼施；清肝泻火以清热，温脾益肾以化湿；湿与热分离，湿邪不能随热上炎于上，则舌辣自止。

2. 滋阴清热，健脾除湿

案例：赵某，女，48 岁，2019 年 11 月 13 日以舌尖辣、口中咸 1 月余就诊。患者 1 个月前出现舌尖辣、口中咸，含水减轻，平素急躁易怒，自觉燥热，面部烧灼感，伴胃胀，寐差，头昏不适，大便黏滞不畅，3 日一行，总有便意。舌红苔薄白，脉弦细。2016 年 11 月行甲状腺囊肿切除手术，2017 年 7 月复发。初步诊断为舌辣；证属阴虚火旺，脾虚湿滞证，治以滋阴清热，健脾祛湿。处方：连翘 15 g，木蝴蝶 12 g，夏枯草 15 g，青蒿15 g，鳖甲 20 g（先煎），龟板 12 g，砂仁 12 g（后下），木香 12 g，茯苓30 g，川芎 12 g，生白术 60 g，炒枳实 15 g，干姜 10 g，虎杖 20 g，炒枣仁30 g。7 剂，水煎服，每日 1 剂。

二诊：2019 年 11 月 20 日患者复诊，自诉服药 1 周后舌尖辣、口咸感觉消失，伴周身燥热，伴胃胀，呃逆，排气多，大便不畅，2 日一行，舌红苔薄白，脉弦细。上方去夏枯草、连翘，加生地 20 g，瓜蒌 30 g，继服 7 剂。

三诊：2019 年 11 月 27 日患者再次复诊，自诉舌尖辣、口咸感觉消失，周身燥热减轻，仍有胃胀，大便不畅，舌红苔薄白，脉沉细。处方：法半夏10 g，砂仁 12 g（后下），木香 12 g，夏枯草 15 g，生白术 60 g，瓜蒌 30 g，虎杖 30 g，肉苁蓉 30 g，生黄芪 30 g，炒柏子仁 30 g，大腹皮 20 g，青蒿20 g，鳖甲 20 g（先煎），炒莱菔子 12 g，土茯苓 30 g，生姜 8 g，继服中药7 剂。

电话随访，患者舌尖辣，口中咸未再复发。

按语：本案患者平素急躁易怒，日久化火，燔灼肝肾之阴，阴虚则内热，虚火上炎于上；肝旺则克伐脾土，脾虚则湿盛；湿与热结，上炎于舌体则舌辣。咸入肾，肾阴虚则口中咸，含水则阴虚暂缓，故口中咸减轻；自觉燥热、面部烧灼感亦为阴虚之象；胃胀、大便黏滞不畅，总有便意则为脾虚湿盛之征。其头昏不适为湿热随虚火上扰清窍所致。故辨证为阴虚火旺，脾虚湿盛证。方用连翘清热解毒、散结消肿，木蝴蝶清肺热、利咽喉共为君药，意在清上炎之湿热毒邪。鳖甲咸寒，归肝、肾经，入阴分，滋阴退热；龟板为血肉有情之品，补肝肾之阴；青蒿苦辛寒，入肝、胆，清热、凉血、退蒸，其气芳香，引邪外出；三者共为臣药，以滋阴清虚热。砂仁、木香、茯苓、生白术、炒枳实合用可健脾行气和胃利湿，再配伍温胃散寒之干姜，寓有香砂六君子汤和理中汤之意，此则中焦运化受纳正常，水湿痰饮尽除；夏枯草清肝泻火；虎杖清热解毒利湿、散瘀止痛，荡涤肝胆湿热；诸药共为佐药。川芎芳香化湿，通脑窍；炒枣仁养心安神共为使药。全方滋阴清热，健脾祛湿；肝脾肾通调，补虚泻实共治；终以湿祛热解，毒邪尽去而诸症缓解。

3. 平肝理脾，活血通络祛湿

案例：王某，女，55岁，2019年10月21日以舌尖中间麻1周余就诊。患者1周前出现舌尖麻，伴头晕，咽部异物感，无痰，呃逆，纳可，双眼干涩，入睡难，大便不畅，每日一行。舌红苔薄白，脉弦细。既往糖尿病病史12年，多发腔隙性脑梗5年。最近血糖波动在6～7 mmol/L。初步诊断为舌麻，肝阳上亢，痰瘀阻络证。治以平肝潜阳，活血化瘀，健脾祛湿通络。处方：川芎12 g，钩藤15 g（后下），川牛膝30 g，砂仁12 g（后下），生白术15 g，炒枳实15 g，赤芍12 g，合欢皮20 g，炒枣仁30 g，生龙齿20 g（先煎），法半夏10 g，香附12 g，夏枯草15 g，生山药30 g，木蝴蝶12 g。14剂，水煎服，每日1剂。

二诊：2019年11月6日患者复诊，自诉服药2周后舌麻感减轻，头晕好转，咽部异物感，呃逆，纳可，双眼干涩减轻，睡眠好转，大便畅，每日一行。舌红苔薄白，脉弦细。原方去赤芍、香附，加砂仁12 g、生姜6 g，继服7剂。

三诊：2019年11月14日患者复诊自诉药后舌麻、咽部异物感明显减轻，伴阵发性头胀痛，胃满，背部皮疹瘙痒，大便调，每日一行。舌红苔薄白，脉沉细。处方：法半夏10 g，砂仁12 g（后下），生白术15 g，炒枳实15 g，川牛膝30 g，生山药15 g，干姜10 g，黄芩12 g，木香12 g，郁金15 g，川芎12 g，合欢皮20 g，炒枣仁30 g，茯神30 g，木蝴蝶12 g，白鲜皮30 g，继服中药7剂。

四诊：2019年11月27日患者再次复诊，自诉药后舌麻消失，偶发头晕，胃胀满好转，背部皮疹瘙痒缓解，四肢麻木，大便调，每日一行。舌红苔薄白，脉沉细。上方去白鲜皮，加钩藤15 g（后下）、乌蛇6 g，继服

7剂。药后四肢麻木缓解，随访舌麻未再发作。

按语：本案患者为中老年女性，有糖尿病、多发腔隙性脑梗病史多年，素有瘀血、痰湿。年老体弱则肝肾渐亏，久病不愈则肝气郁结。肾水不足于下，肝木失于濡养则独亢于上；肝气郁结日久化火，肝火上炎携痰、瘀上扰头目诸窍；头目、舌体气血不足则头晕、舌麻；咽部异物感为痰气郁结之征，双眼干涩为肝肾不足之象；呃逆、大便不畅为脾虚肝旺所致。故辨证为脾虚肝旺，痰瘀阻络证。方用夏枯草清肝泻火，钩藤平肝潜阳共为君药。川芎活血化瘀为臣，意在通络祛除瘀毒。法半夏、砂仁、生白术、炒枳实、生山药、赤芍、香附诸药合用疏肝健脾，祛湿化浊为佐，意在祛除痰湿之邪。合欢皮解郁安神，炒枣仁养心安神，生龙齿镇惊安神、清热除烦；木蝴蝶清肺热、利咽喉以治标；川牛膝引热下行；诸药合用为使。全方清热、活血、化湿并举，治其标；平肝健脾同调，治其本；补虚泻实，标本兼治。故药到病除，效如桴鼓。

二、讨论

灼口综合征以有舌痛、舌麻、舌辣等临床症状，而无局部病理表现为典型特征，当属中医舌痛病。舌痛病的病因病机在于情志内伤、饮食不节、劳逸失调、年老体虚等引起脏腑气机升降失调，进而影响脏腑的正常功能。脏腑输布水饮的功能失常，则内生之湿浊、水饮、瘀血，诸邪阻滞或郁结舌体经络，舌体局部气血运行不畅，不通则痛；气血受阻不能上荣于舌，不荣则麻痛；脾主运化，为气血生化之源，脾失健运则气血化生不足，心血不足，心气虚弱，无力推动气血上荣于舌，致舌部失养而麻痛。《素问吴注·卷二十二》指出："热甚则痛"。可见，舌痛多与"火"相关，且以虚火为主。《杂病源流犀烛·火病源流》曰："病之无形说是火，但痛不肿是也。"清代《疡医大全》云："舌痹者，强而麻也。乃心绪烦扰，忧思暴怒，气凝痰火而成。"强调了情志失常引起肝气郁结、肝火上炎夹痰瘀上攻舌体是病因关键。《素问·评热病论》曰："邪之所凑，其气必虚。"正气不足是疾病发生的内在病因。五脏功能失调，影响正常的代谢功能，遂产生湿浊、水饮、瘀血等实邪。由此可见，舌痛病为虚实夹杂之证。

在生理上，舌为多个经络循行所过之处，故在病理上舌痛病也与多个脏腑相关。如《灵枢·脉度》亦云："心气通于舌，心和则舌能知五味矣。"《灵枢·经脉》云："心手少阴之别……循经于心中，系舌本。"《内经》病机十九条也指出："诸痛痒疮，皆属于心"，说明心与舌痛病有密切的关系。《灵枢·经脉》篇中记载脾足太阴之脉"连舌本，散舌下……是动则病舌本强""是主脾所生病者，舌本痛"，且中医学认为舌为脾之外候；足少阴肾经"循喉咙，挟舌本……是主肾所生病者，口热舌干"，其经别"直者，系舌本"；足厥阴肝经"其支者，从目系下颊里，环唇内"。可见，本病病位在舌，与心、肝、脾、肾关系密切。

舌痛病多为上热下寒之证。上热指上焦心肝火旺；下寒指脾肾虚寒。上热为标，下寒为本，治当清上温下。清上即清心泄肝以祛火热，温下即温脾益肾以除寒湿。常用木蝴蝶、夏枯草、连翘、炒栀子等品以清心、肝、肺、胃之热。木蝴蝶性味苦甘寒凉，具有清肺热、利咽喉之功效，为治咽喉肿痛之常用药。《中药大辞典》云木蝴蝶："清肺热，利咽喉，治急慢性支气管炎、咽喉肿痛、扁桃体炎"；《岭南采药录》云其："清痰火，除眼热"。可见，木蝴蝶不仅可清肺热以化痰；尚可入肝经，活血解郁破积、清肝热以明目；又可入脾胃经，行气健脾化湿，实为清肺疏肝健脾之良药。现代研究也显示，木蝴蝶具有抗菌、消炎、抗氧化、镇咳祛痰、降糖、抗癌等多种生物活性，临床应用广泛。夏枯草味辛、苦，寒，归肝、胆经，具有清肝泻火、明目、散结消肿之功效。《滇南本草》曰："祛肝风，行经络……疏肝气，开肝郁。"《本草纲目》亦云："能解内热，缓肝火。"夏枯草善宣泄肝胆之郁火，又具有清热解毒之功，对清除舌痛病之郁热有良效。现代药理研究也证实，夏枯草具有抗病毒、抗肿瘤、抗炎、调节免疫、抗氧化、抗抑郁、降压、降糖、降脂等多种药理作用。连翘味苦，微寒，具有清热解毒、消痈散结之功。《医学衷中参西录》云其："具升浮宣散之力，流通气血，治十二经血凝气聚，为疮家要药。能透表解肌，清热逐风，又为治风热要药。且性能托毒外出，又为发表疹瘾要药。为其性凉而升浮，故又善治头目之疾，凡头疼、目疼、齿疼、鼻渊或流浊涕成脑漏证，皆能主之。"因连翘被前人称为"疮家圣药"，又有升浮之性，善解头目之热毒，故常将其与木蝴蝶、夏枯草等配伍用于热毒炽盛之舌痛病，每每能获良效。连翘的药理作用主要集中在抗菌、解热、抗炎、抗病毒、抗内毒素、保肝、抗肿瘤等方面。炒栀子味苦，寒，归心、肺、胃、三焦经，具有泻火除烦、清热利湿、凉血解毒之功。炒栀子能清泄心、肺、胃、三焦之火热而除烦，对伴有心烦急躁，心肝火旺之舌痛病尤其适宜。对于湿热较重者可佐以虎杖荡涤胃肠湿热。诸药用以解决心、肝、肺、胃之热。

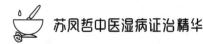

遵从仲景"病痰饮者，当以温药和之"的治湿理念，运用理中汤加减温化寒湿。"温药者，补肾阳，燥脾土，兼擅其长之剂也，言和之，则不专事温补，既有行消之品，亦概其例义于温药之中，方谓之'和之'，而不可谓之补之、益之。盖痰饮之邪，因虚而成，而痰亦实物，必少有开导，总不出'温药和之'四个字，其法尽矣"。《医钞类编》卷十二亦云："舌无故常自痹者，名舌痹，由心血不足，不可作风治，理中汤加当归，或归脾汤加炮姜服之。"理中汤治疗舌痛病虽然能取得很好的疗效，但从湿论治舌痛病，单纯温脾是不够的。张景岳云："五脏之病，虽俱能生痰，然无不由乎脾肾。盖脾主湿，湿动则为痰；肾主水，水泛则亦为痰。故痰之化无不在脾，而痰之本无不在肾。"因此，在温脾化湿的同时，亦不能忘记益肾利湿。主张以温脾益肾化湿法来祛除湿邪，在理中汤温化寒湿、香砂六君子汤健脾祛湿的基础上，配伍山药、补骨脂、益智仁等补肾祛湿。

郁、火、虚、湿、瘀是舌痛病的主要病机，与心、肝、脾、肾密切相关。脾肾虚寒，内生寒湿；寒湿日久酿生湿热；寒湿（湿热）之邪循经上升于舌，阻滞舌体经络，气血瘀滞，不通则痛，故舌痛。又情志郁结，心肝火旺，火热之邪扰于舌，则舌麻、辣、痛。由于舌本与五脏相连，临证脾肾虚寒，心肝火旺，寒热虚实夹杂者往往常见。此时滋阴则有脾肾虚寒加重，温补则助心肝之火旺。《素问·五常政大论》云："病在上，取之下，病在下，取之上。"今"上下俱病"当如何？清·叶天士《临证指南医案·卷一·虚劳》提出"上下交损，当治其中"的观点。师从叶天士之法，多采用调脾胃化湿，结合上清心肝之热，下补虚寒之肾，以中焦为中心，上下同调的原则。温散苦辛并用以化湿清热，补虚祛实，从湿论治舌痛。有研究认为，舌病以热盛或夹湿者最为多见。

温脾益肾清肝利湿法是治疗舌痛病的根本大法，只有正确掌握舌痛病寒热虚实的轻重缓急，才能准确把握用药的寒热比例，从而避免药物过寒过热之虞，达到药到病除的良效。这是治疗本病的关键，需要中医师们在临床中慢慢领悟，不断总结经验才能做到。

第八节　从湿论治高血压临床经验

高血压是最常见的慢性病之一，是以体循环动脉血压升高为主要临床表现的心血管综合征，是心脑血管病最主要的危险因素，也是脑卒中、心肌梗死、心力衰竭及慢性肾脏病等是其主要并发症，不仅致残、致死率高，且严重消耗医疗和社会资源，给家庭和国家造成沉重负担。临床上一般把高血压分为原发性高血压和继发性高血压两种，通常我们所说的高血压指原发性高血压。

一、治法

1. 平肝祛湿法

案例：郭某，男，20 岁，主因头痛、头晕 1 个月，于 2019 年 11 月 26 日就诊。患者有高血压病史 1 年余，口服降压药，但血压不稳定，1 个月来出现头晕、头痛症状，测血压 150/90 mmHg，伴有心率快，大便稀溏，舌红苔白腻，脉沉弦等。中医辨证为肝旺脾虚湿重，治以平肝健脾祛湿。处方如下：川芎 12 g，钩藤 15 g，石决明 20 g，法半夏 10 g，砂仁 12 g（后下），干姜 10 g，茯苓 30 g，泽泻 20 g，炒栀子 12 g，合欢皮 20 g，炒酸枣仁 30 g，夏枯草 15 g，川牛膝 12 g，山药 15 g，炒白术 15 g，决明子 20 g。7 剂，水煎服，早晚各 1 次。药后患者头晕、头痛缓解，血压 140/80 mmHg，大便稀溏也有改善，舌苔薄白，脉弦细。上方去夏枯草，加荷叶 12 g。14 剂，水煎服。三诊，患者血压已稳定，头痛、头晕未作，大便正常，继以上法调理 1 周，患者症状消失，口服降压药减半量维持。

按语：本案患者为一名年轻男性，血压不稳定伴有头晕、头痛症状，无其他基础疾病，此类患者多与工作压力大，情志不舒，饮食肥甘厚味，作息不规律有关。临证首先辨病位、病性，从症状特点看定位在肝脾，定性为肝火在上，脾湿在下，虚实夹杂。分析其症状，头晕、头痛乃肝阳偏亢，风阳上扰所致。肝阳有余，化热扰心，故心率快，心神不安，失眠多梦。大便黏滞、稀溏、舌苔白腻为脾虚湿重之象。故治疗以平肝潜阳为主，佐以清热安神、健脾祛湿之法。方中川芎为血中之气药，上行头目，为治诸经头痛之要药，善于祛风活血而止痛；钩藤性寒，具有镇静、降压、清热平肝、息风定惊的功效；石决明咸寒，平肝潜阳，清热明目，与钩藤合用，增强平肝之力；川牛膝引血下行，并能活血利水；炒栀子、夏枯草清肝降火，折其亢阳；合欢皮、酸枣仁宁心安神；山药、白术健脾益气，化湿燥湿；法半夏、砂仁辛温香燥，调和脾胃又能理气祛湿；茯苓、泽泻甘寒淡渗，利水祛湿健脾；干姜温脾祛湿。全方一以平肝潜阳，一以健脾祛湿，切中病因病机，故能取得佳效。

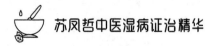

2. 补肝肾祛湿法

案例：患者，女，57 岁，主因高血压、头晕 3 个月，于 2019 年 12 月 4 日就诊。患者 3 个月来出现血压高，血压 157/98 mmHg，伴有头晕、不能睁眼，眼干涩，善叹息，有时胸闷发憋，大便不成形，腹胀，睡眠多梦，心烦出虚汗，腰酸，舌红苔薄，脉沉细。证属肝肾虚，气阴两伤，脾虚湿重。治以补肝肾，养阴清热，健脾祛湿安神。处方：法半夏 10 g，菊花 10 g，钩藤 15 g，干姜 10 g，炒白术 15 g，山药 15 g，石斛 15 g，炒苍术 15 g，青蒿 12 g，鳖甲 20 g，川芎 15 g，女贞子 15 g，生地 15 g，佛手 12 g，炒酸枣仁 30 g，生龙齿 20 g。2019 年 12 月 11 日二诊：血压 128/79 mmHg，头晕，眼干涩减轻，大便仍不成形，睡眠改善，烧心，胃脘部不适，舌红苔薄脉沉细。上方去菊花、青蒿，加生黄芪 30 g、砂仁 6 g、益智仁 20 g、黄芩 10 g，7 剂，水煎服。三诊：服药后血压正常，有时头晕，心慌，大便已成形。上方去苍术、鳖甲，加炒柏子仁 15 g、生龙骨 20 g（先煎），7 剂，水煎服。

按语：本案患者为 57 岁女性，内经云："年半百而阴气自半矣"，故症见肝肾阴虚，阴虚则内热，伴有阳亢之象。患者血压高，头晕，不能睁眼是肝阳化风，风阳上扰所致，眼干涩为阴液不足之象，阳亢热盛，煎熬津液，则肝血亏虚，不能上濡养眼目。善叹息，发憋，乃肝气不舒，肝郁气滞之征。脾气亏虚，运化失司，湿浊不化，下走肠腑则大便稀溏，上泛头部则加重头晕，湿浊重则血脂偏高。心神被亢阳所扰，则心神不宁而多梦。表气不固，则虚汗不断。舌红脉细乃阴虚有热之象。西医诊断：高血压病。中医诊断：眩晕证。治疗以滋阴补肝肾，健脾祛湿法。方中青蒿苦辛而寒，其气芳香，清中有透散之力，清热疏肝郁，平肝阳；鳖甲咸寒，直入阴分，滋阴退热，重镇潜阳，两药相配，滋阴清热平肝。石斛、生地黄甘寒，滋阴凉血除热。山药补脾肺之气，炒苍、白术健脾燥湿，干姜温脾胃散寒祛湿，诸药温脾、醒脾、化湿、祛湿，助中焦化源而补肝肾。菊花、钩藤清热平肝明目，川芎升阳气活血化瘀。诸药共奏补肝肾、平肝阳、清虚热、健脾祛湿之功，故头晕缓解，血压也恢复正常。

3. 芳香化湿法

案例：患者，男，68 岁，主因头昏沉、血压高半年，于 2019 年 11 月 27 日初诊。患者半年来出现头昏沉，头重如裹，测量血压高，血压 169/80 mmHg，伴胸闷心痛，乏力，大便次数增多，有时不成形，眼皮浮肿，睡眠多梦，舌红苔白腻，脉弦细。既往有慢性肾炎病史 5 年。中医辨证：既往有肾炎病史，水气内停，水湿上泛，清阳被蒙，故出现头昏，血压升高。治以芳香化湿，健脾除湿，宣痹通阳。方选藿朴夏苓汤加减，用药：藿香 12 g，厚朴 12 g，姜半夏 10 g，茯苓 30 g，泽泻 15 g，猪苓 15 g，生薏苡仁 20 g，通草 12 g，白蔻仁 12 g，生黄芪 15 g，瓜蒌 12 g，薤白 12 g，桂枝 6 g，炒白术 15 g，茯神 20 g，太子参 15 g，川芎 12 g。7 剂，水煎服。二诊：药后头昏沉减轻，血压 145/80 mmHg，胸闷减，大便成形。睡眠好转，眼皮肿消失。上方去通草、桂枝，加川牛膝 15 g、补骨脂 12 g。7 剂，水煎服。三诊：药后血压 138/75 mmHg，血压已恢复正常，继如上法调理半个月，血压稳定。

按语：本案患者，高血压伴有头昏沉，既往有肾病史，且有轻度浮肿表现，乃水气内停，水湿上泛于头，而伤中焦脾胃，故治疗以三焦祛湿法，上以芳香化湿，中以健脾燥湿，下以淡渗利湿。方选三焦祛湿之藿朴夏苓汤加减。药用藿香、白蔻仁、厚朴芳香化湿。厚朴、半夏燥湿运脾。茯苓、泽泻、猪苓、薏苡仁淡渗利湿，使水道通畅，湿有出路。桂枝、川芎通阳化气行水。太子参、黄芪补气以推动水湿的排泄。全方抓住病机，化除三焦湿邪，不特降压而血压恢复正常。

4. 解郁祛湿法

案例：陶某，女，55 岁，主因心情不舒，血压增高 1 个月，于 2019 年 10 月 23 日初诊。患者 1 个月来因家事纠纷而心情不舒，闷闷不乐，睡眠不好，血压增高至 145/95 mmHg。平时大便稀溏，经服益生菌好转，舌红苔白腻，脉弦细。中医辨证：肝气郁结，横逆犯脾，脾虚生湿，湿阻气滞，血压升高。治以理气解郁，健脾祛湿安神。方选柴胡疏肝散合温胆汤化裁治疗，用药：柴胡 12 g，白芍 12 g，川芎 12 g，香附 12 g，法半夏 10 g，陈皮 12 g，茯苓 30 g，炒枳实 15 g，胆南星 8 g，佛手 12 g，砂仁 10 g，生白术 15 g，合欢皮 20 g，炒酸枣仁 30 g，茯神 30 g，生山药 15 g。7 剂，水煎服，早晚各一次。2019 年 11 月 20 日二诊：血压 135/85 mmHg，大便成形，睡眠多梦，心情好转。上方去香附，加生龙骨 20 g。2019 年 12 月 26 日三诊：血压已正常，大便成形，仍入睡难，多梦。以上方去茯苓、枳实，加生龙齿 20 g、炒栀子 12 g。14 剂，水煎服。药后，血压稳定，睡眠好转，不悦心情也消除。

按语：本案患者，因事而心情不畅，导致肝气郁结。气滞则血停，气郁则化火，故血气壅滞而血压升高。肝郁气结，心神不宁，则睡眠不好。肝气犯脾胃，脾胃虚弱，湿浊不化，清阳不升，则大便不成形。此类高血压，血压容易随情绪波动而变化，患者自觉症状比较明显。中医诊断：郁病。治疗以疏肝解郁，健脾祛湿安神法。方中柴胡、佛手理气活血，疏肝解郁，调气机之壅滞，恢复肝的升降之性。白芍柔肝。陈皮、山药、砂仁升脾气除湿气，降胃中浊气。合欢皮解郁安神，酸枣仁补心肝血虚而安神，茯神宁心安神。川芎升阳活血，胆南星温胆宁心安神。诸药疏肝解郁，调脾胃除湿，解郁安神。故血压也随之稳定。

二、讨论

治疗高血压要注重圆机活法，辨证施治，不局限于一法一方。围绕气机升降失调则生湿，湿郁则气血紊乱，从而出现血压升高的病理机制，采取平肝祛湿，补肝肾祛湿，芳香化湿，解郁祛湿诸法治疗高血压取得很好的疗效。《黄帝内经》曰："出入废，则神机化灭；升降息，则气立孤危。"故人体的升降出入失调则全身气血紊乱，血管疾病由此而生。在人体的升降出入活动中，脾胃居中焦，为气机升降的枢纽，凭借其中焦的斡旋之力，上下通达，气血津液布散全身，如果中气不运，则木不疏泄，湿土中阻，血行不畅，故脾胃相当于轴心，轴不动则轮不转。治疗当运轴以行轮，健脾祛湿乃运轴之法，中枢即调，则斡旋有力，气血流畅，血压亦归于平静。此从升降调血压之法，亦不失为治疗高血压之良法。

第九节　从湿论治妇科疾病临床经验

一、带下病

带下之名首见于《素问·骨空论》："任脉为病，男子内结七疝，女子带下瘕聚"。带下一词，有广义及狭义之分，广义的带下泛指妇产科疾病而言。狭义的带下又有生理、病理之别，《沈氏女科辑要》引王孟英说："带下……本非病也"。若带下量明显增多，色、质、味发生了异常，或伴有全身、局部症状者，即为带下病。

带下病是临床常见病和多发病，主要是湿邪为患，因带脉失其约束，湿邪下注所致，多与脾肾二脏关系紧密，尤与脾脏相关。《傅青主女科》曰："夫带下俱是湿证……故以名之。"古人云："带下多责之于脾""脾虚多白带"，因脾主运化，升清降浊，若脾气虚弱，则运化水湿工作失常，津液不能四布，故下渗而为带。《医学心悟》中载："脾气……不生气血。"带下病有赤、青、黄、黑、白带五种，辨证亦有所不同。

案例：陈某，女，36 岁，于 2019 年 12 月 17 日就诊。患者自诉白带量多，质稀，有异味，腰部酸痛，周身乏力，纳少，平素心情不佳，时有腹胀、腹痛，偶有心悸，睡眠欠佳，月经正常，大便不成形，小便正常，舌红苔薄白，脉沉细。证属脾虚湿盛，治以健脾祛湿，方用完带汤加减治疗。组方如下：太子参 15 g，炒苍术 15 g，炒白术 15 g，生山药 15 g，干姜 12 g，香附 12 g，水红花子 15 g，茯苓 30 g，泽泻 20 g，川牛膝 20 g，荷叶 12 g，炒杜仲 20 g，川芎 12 g，酸枣仁 30 g，茯神 30 g，佛手 12 g，鸡冠花 20 g，滑石 20 g（包煎）。14 剂，每日 1 剂，分 2 次温服，并嘱患者忌食油腻生冷之物。2019 年 12 月 31 日复诊：自诉白带量明显减少，全身症状减轻，大便较前有所改善，头晕，脉细无力，舌红苔薄脉沉细，上方去滑石，加补骨脂 12 g、钩藤 15 g。服 7 剂后，诸症好转，继服 7 剂后痊愈。

按语：本案带下病属于脾虚湿盛，治以健脾祛湿为法，方选完带汤加减，患者纳少、周身乏力，予太子参、茯苓、山药健脾益气；白带清稀属湿邪内停，予白术、苍术健脾燥湿，荷叶化湿，茯苓、泽泻渗湿利水；腹胀、腹痛，心情不佳，予佛手、香附疏肝理气除胀，水红花子、川芎清热活血止痛；鸡冠花、滑石清利湿热止带；腰部酸痛加杜仲、牛膝补肝肾、强筋骨；时心悸、睡眠欠佳加酸枣仁、茯神养心安神；又加干姜温运脾阳。全方共奏健脾益气、升阳除湿之功。采用化湿、燥湿、利湿之三焦祛湿法，补脾同时兼顾补肾，佐以疏肝理气。由于遣方用药得当，故疗效显著。

二、闭经

育龄期妇女连续 3 个月月经未来潮成为闭经。闭经分为原发性闭经和继发性闭经。闭经最早见于《黄帝内经》称为"女子不月""月事不来""血枯"。此后，在《金匮要略》《景岳全书》等历代医书中均有记载，称为"月水不通""经水断绝"。该病病情复杂，病因常分为虚实两类，中医采用望、闻、问、切四诊合参的方法，明确诊断，而后依据辨证论治原则，灵活施治。

案例：纪某，女，40 岁，2019 年 8 月 8 日主因停经 3 个月就诊。症见脘腹胀满，食少纳呆，乏力，时有腹部冷凉感，腰痛，情绪低落，睡眠欠佳，大便不成形，小便正常，舌红苔薄白腻，脉沉细。证属脾胃虚寒，湿阻经脉不通。治以温脾益气，化湿通脉。药用：太子参15 g，黄芪15 g，炒苍术15 g，炒白术15 g，山药15 g，干姜8 g，高良姜6 g，川牛膝30 g，炒杜仲20 g，茯苓30 g，泽泻15 g，佛手12 g，合欢皮20 g，酸枣仁30 g，茯神30 g。14剂，每日1剂，每日2次，早晚分服。后因患者工作较忙，于当地医院抄方自行服用。2019年9月26日复诊：自诉服药3天即来月经，行经4~5天，经色正常，无血块，无痛经，大便成形，睡眠可，偶有腰痛，遂原方去泽泻、苍术，加女贞子12 g、枸杞子12 g。后电话回访，月经已正常。

按语：脾胃为气血生化之源，气机升降之枢纽，纳运相得，燥湿相济，则脾胃功能正常，生化有源。若脾胃虚弱，脾失健运，则化源不足，血海空虚，遂发为闭经。本案属脾胃虚寒，湿阻经脉不通所致闭经，治予温脾益气，化湿通脉法治疗。方中太子参、黄芪、茯苓、山药健脾益气；白术、苍术健脾燥湿；佛手疏肝，牛膝、杜仲补肝肾，泽泻利水以补肾，合欢皮解郁除烦，酸枣仁、茯神安神，干姜、高良姜温阳补脾肾，全方注重气血生化之源，未用一味活血药，却收到活血通经的效果。

三、崩漏

崩漏是指月经周期、经期、经量紊乱无序，经血非时而下，量多如注，或淋漓不净者。其突然大量出血称为"崩中"，日久淋漓不断称为"漏下"。两者虽有出血量及病势缓急之不同，但常交替出现，故概称崩漏。本病属于妇科常见病、疑难病症，归属于中医学"月经病"范畴。临床报道崩漏发病的病机为血热、肾虚、脾虚及血瘀。脾虚生化之源不足，湿重阻滞气血，导致代谢功能紊乱是本证的主要病机，故调脾胃祛湿为主要治法。

案例：刘某，女，30岁，主因阴道不规则流血30天，于2019年11月6日就诊。症见：经血淋漓不断，色淡质稀，气短肢软，倦怠纳差，四肢不温，睡眠欠佳，大便偏稀。舌淡胖，苔薄白，脉缓弱。证属脾肾气虚证，治以健脾补肾祛湿，止崩漏，方以四神丸加味，用药：补骨脂12 g，吴茱萸6 g，肉豆蔻12 g，五味子8 g，太子参15 g，益智仁12 g，砂仁6 g，炒白术15 g，生山药15 g，茯苓30 g，干姜8 g，合欢皮20 g，茯神30 g，泽泻15 g，仙鹤草20 g。14剂，每日1剂，分2次温服。2019年11月20日复诊：诉用药后5天，出血已止。四肢不温、乏力等症状较前减轻。效不更方，原方去泽泻，加女贞子15 g，继服14剂，药后患者化验血常规正常，未见出血现象，二便睡眠均正常。

按语：脾胃为气血生化之源，血的生成与运行有赖于脾胃的运化。脾虚则运化失常，水湿内停，进而影响于肾，肾失于固涩，故经血淋漓不断。本案以健脾补肾祛湿，止崩漏为大法，方取治疗脾肾虚泄泻的四神丸加味，药用太子参、吴茱萸、肉豆蔻、干姜温补脾胃；补骨脂、益智仁、五味子补肾固涩；白术、山药健脾补气；茯苓、泽泻渗湿利水；砂仁降胃气协调升降之理；仙鹤草凉血止血以治标；合欢皮、茯神解郁除烦安神。全方共奏健脾补肾祛湿、升阳益气、降胃气助运化之功。施方对症，用药得法，故收到满意效果。

四、HPV 阳性

宫颈高危人乳头瘤病毒（HPV）感染是引起宫颈癌及癌前病变的主要危险因素。随着宫颈细胞学诊断的进展及阴道镜的广泛应用，本病的发病率呈上升趋势。目前西医治疗除干扰素等药物外，尚无有效的方法，有的不得已而行宫颈锥切和子宫切除术。中医将之归于"带下""五色带"等范畴，苏凤哲教授认为本证主要病机与湿、热、毒侵袭有关，尤其与湿关系密切，多数患者有脾胃功能失调，脾失健运，湿邪内停，一方面导致正气不足，抵抗力下降；另一方面湿浊成毒，湿毒对宫颈局部长期的刺激导致 HPV 的感染。本证的治疗，一是要扶助正气，可采取健脾益气、补肾疏肝宁心等方法；二是要消除湿浊、湿毒，以此促使 HPV 阳性的转因。

案例：王某，女，58 岁，主因发现 HPV 阳性 8 个月，于 2019 年 4 月初就诊由于 8 个月前体检发现 HPV 阳性，经西医抗病毒药、干扰素治疗半年，没有转阴，求助于中医治疗。症见：乏力，腰酸，白带稍多，有时大便稀溏，吃凉东西则腹泻，心烦，不寐，口干，舌红苔黄，脉弦细。追述病史，素有脾胃功能不好，消化力差多年。证属脾虚湿重，肝肾亏虚。治以健脾祛湿，补肝肾。药用：太子参 12 g，女贞子 15 g，黄精 15 g，石斛 12 g，炒白术 15 g，生山药 15 g，干姜 8 g，补骨脂 12 g，益智仁 12 g，川牛膝 20 g，炒杜仲 15 g，鸡冠花 12 g，炒椿根皮 15 g，砂仁 8 g，合欢皮 12 g，炒栀子 12 g，炒枣仁 20 g，当归 12 g。14 剂，水煎服。药后白带减少，睡眠好转，自觉精神状态好转，腰酸乏力减，食欲尚可。继遵上法调理 4 个月，化验 HPV 已转阴，自觉神清气爽，二便睡眠均正常。

按语：本证体检发现 HPV 阳性，具有脾虚有湿病史，值更年期，又表现为肝肾亏虚症状。故以健脾祛湿，补肝肾安神为法治疗。方中女贞子、黄精、补骨脂、益智仁补肝肾，益精血；川牛膝、炒杜仲强腰壮肾；炒白术、山药、干姜温脾补气祛湿；砂仁降胃；鸡冠花、炒椿根皮清湿热，止白带；炒栀子、合欢皮、炒枣仁安神解郁清心火；当归活血养血。诸药补肝肾，补脾胃，增强抵抗力；健脾祛湿、清利湿热止白带。标本兼治，治病求本，故经过一段时间治疗，获得转阴。

五、讨论

当代社会竞争激烈，生活、饮食不规律，缺乏运动，加之压力较大，心情抑郁得不到及时有效的释放，是当代妇科疾病的一个重要原因。治疗妇科疾患，重视"湿"邪在发病中的作用，以调脾胃化生气血而固本，祛湿调经络而治标，结合疏肝以调畅气机，补肾固元而止漏下，安心神而稳定情绪，收到满意效果，值得临床借鉴。

第十节　健脾祛湿化浊汤治疗脾虚湿阻型
颈动脉斑块的临床研究

颈动脉斑块中医归于"颈部脉痹"范畴。脾虚湿阻型颈动脉斑块，临床以脘腹痞满，食少纳呆，倦怠乏力，苔腻，脉滑为主要临床表现，故治以健脾祛湿化浊为主。颈动脉斑块西医多用药物治疗，但西药副作用较大，因此寻求一种副作用小且安全性高的治疗方法势在必行。本研究从该病的病因病机分析入手，以"湿邪"立说，提出健脾祛湿化浊为该病治疗大法。

一、资料与方法

1. 一般资料

选取 2019 年 1—6 月就诊于通州中西医结合医院符合颈动脉斑块脾虚湿阻型的中、西医诊断标准的患者 60 例，按就诊顺序编号，采用随机数字表法分为 2 组，治疗组 30 例和对照组 30 例。治疗组患者中，有男 15 例、女 15 例；其年龄为 40 ~ 75 岁，平均年龄为（56.65 ± 4.09）岁；病程为（10.00 ± 1.92）个月。在对照组患者中，有男 16 例、女 14 例；其年龄为 40 ~ 75 岁，平均年龄为（57.23 ± 4.31）岁；病程为（10.7 ± 2.64）个月。两组患者的一般资料无统计统计学意义（$P > 0.05$），两组具有可比性。

2. 病例选择

（1）诊断标准：颈动脉斑块西医诊断标准（参照人民卫生出版社出版的《血管外科学》王深明主编 2011 年版）制定。通过彩色多普勒超声诊断仪来检查颈动脉血管内膜－中层厚度（IMT）用以诊断是否有颈动脉斑块的形成。IMT 值介于 1.2~1.4 mm 的可以定义为斑块的形成。

中医诊断标准：颈部脉痹（脾虚湿阻型），诊断标准参照全国中医药行业高等教育"十二五"规划教材《中医内科学》及结合本病临床特点拟定：①主症：脘腹痞满，食少纳呆，倦怠乏力。②次症：头晕，头痛，恶心呕吐，肢体麻木，头重如裹。③舌脉：舌苔白腻，脉弦滑。辨证要求：具备主证 1 项、次证 2 项或以上者，舌脉基本符合，即可诊断。

（2）纳入标准：①符合颈动脉斑块脾虚湿阻型的中医证候诊断标准和西医诊断标准；②通过彩色多普勒超声诊断仪检查颈动脉血管内膜－中层厚度，IMT 值在 1.2~1.4 mm 者；③年龄范围在 40~75 岁；④近 3 个月未使用他汀类药物治疗者；⑤肝功、肾功、血脂等生化检查项目结果均在正常范围内；⑥受试者知情同意，并签署相关文件。

（3）排除标准：①经检查证实由颅内占位性病变，外伤及眼病等引起者；②妊娠、准备妊娠及哺乳期妇女；③过敏体质或对多种药物过敏者；④有其他并发症可影响疗效观察或对试验药物有禁忌的疾病；⑤病情危重，难以对新药的有效性和安全性做出确切评价者；⑥合并有心血管、肝、肾和造血系统等严重原发性疾病、精神病患者。

（4）剔除标准：①最终诊断不符合本方案纳入标准者；②未曾服药；③采用该治疗方法有效，但患者为提高疗效，采用其他治疗方法或服用其他药，无法判定疗效；④无任何检测记录者。

3. 研究方法

治疗组：口服自拟健脾祛湿化浊方，药物包括厚朴 10 g、砂仁 10 g、炒苍术 15 g、郁金 15 g、荷叶 12 g、茯苓 20 g、川芎 12 g、五爪龙 20 g、金雀根 15 g、苏梗 12 g、藿梗 12 g、泽兰 15 g。由通州中西医结合医院饮片药房提供的自拟健脾祛湿化浊方，每剂水煎取汁 300 mL、150 mL，每日 2 次，早晚口服，连续服用 12 周。

对照组：瑞舒伐他汀钙片，口服，5 mg，每日 1 次，连续服用 12 周。

疗程：两组的治疗时间均为 12 周。治疗期间饮食宜清淡，忌食油腻、辛辣、海鲜等物，禁酒。

4. 观察与评价指标

观察并记录两组患者：均在治疗第 12 周末对患者进行复诊访视，检查颈动脉血管内膜 – 中层厚度、肝肾功能。为保证数据准确性，各项指标均由 2 名内科专科医师观察记录。

（1）实验室检查疗效评定标准：颈动脉彩超疗效判定标准（参照人民卫生出版社出版《彩色多普勒诊断学》）。显效：治疗后 IMT 值较治疗前减少≥20%；有效：治疗后 IMT 值较治疗前减少 10%～20%；无效：治疗后 IMT 值达不到以上标准者。

（2）中医证候的疗效评定标准：中医证候疗效判定标准（按照 2017 年国家中医药管理局医政司发布的《中医病证诊断疗效标准》）：中医症状分级标准以积分下降变化判定症状疗效，即采用尼莫地平法。疗效指数（n）=［（治疗前积分 – 治疗后积分)÷治疗前积分］×100%。临床痊愈：中医临床症状消失或基本消失，证候积分减少≥95%；显效：中医临床症状改善，证候积分减少 >70%～95%；有效：中医临床症状均好转，证候积分减少 30%～70%；无效：中医临床症状均无明显改善，甚或加重，证候积分减少 <30%。

（3）安全性评价标准：1 级为安全，无任何不良反应；2 级为比较安全，如有不良反应，不需要做任何处理可继续给药；3 级为有安全问题，有中等程度的不良反应，做处理后可继续给药；4 级为因不良反应终止服药。

5. 统计学方法

采用医学统计软件 SPSS22.0 进行统计分析，计量资料均以 $\bar{x} \pm s$ 表示，符合正态性分布者，采用 t 检验，不符合正态性分布的采用秩和检验；计数资料以"n"表示，采用 χ^2 检验；采用双侧检验，以 $P < 0.05$ 为差异有统计学意义。

二、结果

1. 2 组 IMT 值比较（表 2-1）

表 2-1　IMT 值比较（n）

	治疗前	治疗后	t	P
治疗组	1.29±0.05	0.97±0.16	11.75	<0.001[#]

续表

	治疗前	治疗后	t	P
对照组	1.31 ± 0.05	1.15 ± 0.11	8.36	< 0.001▲
t	− 1.29	5.08		
P	> 0.05*	< 0.05**		

注：两组治疗前对比，*P > 0.05；治疗组治疗前后对比，#P < 0.001；对照组治疗前后对比，▲P < 0.001；两组治疗后对比，**P < 0.05。

从表2-1可以看出IMT值两组治疗前具有可比性，且治疗前后两组均有效；治疗后两组对比具有显著差异，治疗组疗效高于对照组。

2. 2组中医证候积分比较（表2-2）

表2-2　中医证候积分比较

	治疗前	治疗后	治疗前后差值
治疗组	19.00 ± 2.37	5.73 ± 4.22#	13.26 ± 4.01
对照组	19.37 ± 2.08	9.80 ± 5.33▲	9.56 ± 5.45
P	> 0.05*	> 0.05**	

注：治疗组治疗前后对比，#P < 0.05；对照组治疗前后对比，▲P < 0.05；两组治疗前对比，*P > 0.05；两组治疗后对比，**P > 0.05。

表2-2表明两组中医症候积分经治疗后均有效果，根据其治疗前后差值可看出治疗组的症状分值下降程度大于对照组。治疗组的效果较对照组效果满意。

三、讨论

颈动脉斑块形成的病因非常复杂，西医认为导致血管粥样硬化的危险因素均可导致颈部血管斑块形成，通过查阅大量文献得出血管粥样硬化的危险因素与性别、年龄、吸烟、高血压、高血脂、糖尿病等相关。当以上多项危险因素同时存在，那么出现颈部血管斑块的概率就会明显增加。其治疗包括药物和手术两种方式，药物治疗包括他汀类、钙通道阻滞剂类、抗血小板药物及联合用药，但西药治疗有很大的副作用，如胃肠道损伤、皮疹、横纹肌溶解等，另外，手术的方式不能解决颈动脉粥样硬化斑块的再生复发问题。所以针对颈动脉斑块，临床上需寻一种疗效佳且副作用小的治疗手段。

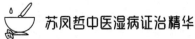

中医古代文献中并未出现过颈动脉斑块这一病名，众多医家根据其证候表现，如头痛、眩晕、晕厥、肢体麻木、思维迟钝、记忆力减退等，将其归属为中医学"眩晕""健忘""厥证"等疾病范畴。结合其发病部位和症状属"脉痹"范畴。"脉痹"证候描述始见于《素问·痹论》，其指出："心痹者，脉不通""痹在于脉则血凝而不流""痹或痛，或不痛，或不仁……其不痛不仁者，病久入深，营卫之行涩，经络时疏，故不通"。明·李梴在《医学入门·痹风》中提出"皮、脉、肌、筋、骨"五痹之说。

颈动脉斑块归属五体痹——"颈部脉痹"。其病因病机为脾运化失常，影响水谷的运化，过盛水谷不能够正常的转运，则会化为脂浊流入脉道中形成痰浊；或素体脾虚，水液失其正常运行，聚湿成痰，痰入脉中，血行不流利，因痰致瘀，日久则痰瘀互结，归纳各家对颈部脉痹的病因病机论述，其本在脾虚运化失常，与肝肾相关，其标在于痰瘀互结。治以健脾祛湿化浊为主，故自拟健脾祛湿化浊方。现代药理研究证明，该方中多种中药都具有抗动脉硬化作用，如厚朴酚对家兔有降胆固醇作用，可明显抑制低密度脂蛋白氧化物的产生及动脉粥样硬化的形成。既往有研究表明，苍术对蟾蜍心脏有轻度的抑制作用，对蟾蜍的后肢血管有轻微扩张作用。苍术浸膏小剂量静推，可使家兔血压轻度上升，大剂量则使血压下降。关苍术正丁醇提物具明显的抗心律失常作用。通过查阅文献，有研究证明，泽兰具有抑制多种细胞增殖的作用，而血管平滑肌细胞异常增殖在动脉粥样硬化病变发生的过程中起关键作用。在韩国，以砂仁作为重要组分的 GCT 汤，可以预防或治疗由于吸收和储存外源性和内源性胆固醇引起的高脂血症。孙蕾在进行防己茯苓汤抗炎组分筛选及其机制分析过程中发现方剂中单味药茯苓能抑制激活巨噬细胞中亚硝酸盐含量，同时其乙醇提取物在高剂量时对静息巨噬细胞具有一定的细胞毒性，这表明茯苓乙醇提取物体外具有较强抗炎活性。郁金（姜黄素）可减轻脂质过氧化程度，减少主动脉壁斑块的形成。五爪龙为路教授调脾胃经验用药，其认为五爪龙味辛、甘，性平、微温，善于益气补虚、健脾化湿、舒筋活络，具有补而不燥，祛邪不伤正，兼顾邪正的一味药物。金雀根性味苦、辛、平，归肺、脾经，功能清肺益肾，活血通脉。并且也有研究证明金雀根有抗炎抗风湿作用。荷叶中的黄酮能显著降低受试动物的血清三酰甘油、胆固醇、丙二醛及低密度脂蛋白，同时对高密度脂蛋白也有明显的升高作用。藿梗性味辛，微温，入肺、脾、胃三经，有祛湿、辟秽的功效。苏梗，性微温味辛甘，入脾、胃、肺经，有理气、解郁、止痛、安胎之功效。藿梗的作用偏于醒脾化湿，苏梗的作用偏于调胃和中。《本草正义》有云藿梗"芳香而不嫌其猛烈，温煦而不偏于燥烈，能祛除阴霾湿邪而助脾胃正气"，明代·朱纯宇认为苏梗为"治气之神药"。临床上常将藿梗和苏梗作为对药联用，可疏调气机，运脾化湿，畅中和胃。川芎的主要化学成分川芎嗪，其化学结构为四甲基吡嗪，能扩张血管和支气管平滑肌、增加冠脉和脑血流量、改善微循环，并能抑制血小板聚集、降低血小板活性。综观全方，厚朴、苍术祛湿化浊为君药，茯苓健脾渗湿为臣药，砂仁、郁金、五爪龙、金雀根、苏梗、藿梗、荷叶、泽兰活血通络为佐药，以川芎引领诸药到达病所而为使药。全方形成以化湿、燥湿、渗湿为主的三焦祛湿法。

研究表明，本试验安全，无肝肾功能损伤者，健脾祛湿化浊方不仅可以改善颈动脉斑块患者的颈动脉斑块厚度，还可以减少患者的中医证候积分。中医药治疗可避免他汀等西药的毒副作用，疗效巩固不易复发，可为临床治疗颈动脉斑块提供新的思路和方法。但由于本试验样本量小，需要大样本、多中心对照，需要进一步临床研究。

第十一节　自拟祛湿化浊方治疗湿热蕴结型高尿酸血症 30 例

随着社会经济的发展，现代人们生活节奏加快，饮食结构发生改变，高尿酸血症患者数量逐年增加，且趋于年轻化。有研究显示：我国高尿酸血症患者男性多于女性，经济发展水平与高尿酸血症发病率呈正相关，高尿酸不仅会引发痛风，还会增加心血管疾病、糖尿病、慢性肾脏病的发生风险。因此，科学有效地治疗高尿酸血症，对保障患者生命健康有积极意义。

一、资料和方法

1. 基本资料

选取来自 2018 年 3 月至 2019 年 3 月保定市第一中医院门诊收治的高尿酸血症患者 60 例。患者均满足以下条件：患者自愿签署知情同意书，并保证积极配合试验；符合以下西医、中医诊断标准；年龄在 18～65 周岁；既往有痛风发作史，入组前 1 年内处于稳定期；肝肾功能正常，入组前 1 年未参加其他相关临床药物实验。将研究对象随机分为两组，治疗组 30 例，其中男 19 例，女 11 例；对照组 30 例，其中男 17 例，女 13 例。两组研究对象的基本资料对比，差异无统计学意义（$P > 0.05$）。排除标准：存在严重心、脑、肝、肾等系统疾病患者；继发高尿酸血症患者，如恶性肿瘤、血液病、肾脏疾病、慢性中毒等；合并有其他系统疾病患者。

2. 诊断标准

（1）西医诊断标准：参照《2016 中国痛风诊疗指南》：正常嘌呤饮食情况下且非同日 2 次空腹血尿酸（SUA）男性 >420 μmol/L，女性 >357 μmol/L。

（2）中医诊断标准：参照《中医诊断学》、《中药新药临床研究指导原则》、《中华人民共和国国家标准中医临床诊疗术语：证候部分》（GB/T 16751.2—1997）。主症：关节酸胀，渴不多饮，纳呆少食，头身困重，便溏不爽，胸脘痞满。次症：头晕乏力，烦躁不安，小便黄赤，口腻口苦。舌脉象：舌红，苔黄腻，脉滑数。以上三项主症结合舌脉，或者两项主症加两项次症结合舌脉象即可诊断为湿热蕴结型。

3. 治疗方法

基础治疗：两组研究对象均给予饮食、生活指导。饮食指导：采取低嘌呤饮食，控制脂肪摄入，多饮水，每日尿量要保证在 > 2000 mL；生活指导：坚持运动，戒烟酒，控制体重，保证睡眠质量。如患者尿 pH < 5.5，给予碳酸氢钠片 1 g，每日 3 次，连续治疗 20 天。

临床治疗：对照组给予别嘌醇片治疗，口服，每次 0.1 g，每日 3 次。治疗组给予祛湿化浊方治疗，其药方组成为藿香 12 g（后下），荷叶 12 g（后下），荷梗 12 g（后下），虎杖 15 g，土茯苓 15 g，萆薢 15 g，晚蚕沙 20 g（包煎），石见穿 15 g，五爪龙 20 g，鸡矢藤 20 g，鸡骨草 15 g，乌梢蛇 6 g，泽兰 15 g，加水熬制 400 mL（河北省保定第一中医院中药制剂室煎制），分两次温服，早晚各 200 mL。两组疗程均为 8 周。

4. 观察指标

详细记录两组研究对象的病史，治疗前、治疗后中医证候、血尿酸水平变化情况，以及对患者肝、肾功能等安全性指标的评价。

5. 疗效判定标准

（1）证候疗效标准：参照《中医新药临床研究指导原则》根据尼莫地平法计算：证候积分减少率（疗效指数 N）=（疗前积分 – 疗后积分）/疗前积分×100%。显效：中医证候积分减少率 70% ≤N≤90%；有效：中医证候积分减少率 30% ≤N<70%；无效：中医证候积分减少率 N<30%。

（2）血尿酸疗效标准：参照《中医病症诊断疗效标准》，结合实际情况拟定，显效：男性或绝经后女性血尿酸 ≤ 360 μmol/L，绝经前女性 ≤ 300 μmol/L；有效：360 μmol/L < 男性或绝经后女性血尿酸 ≤ 420 μmol/L，300 μmol/L < 绝经前女性血尿酸 ≤ 360 μmol/L；无效：未达到上述有效标准。

二、结果

1. 两组中医证候疗效比较（表2-3）

表2-3 两组中医证候疗效比较（%）

组别	n	显效	有效	无效	总有效率
治疗组	30	10（33.33%）	15（50.00%）	5（16.67%）	25（83.33%）
对照组	30	0（0）	16（53.33%）	14（46.67%）	16（53.33%）

注：治疗组与对照组比较差异有统计学意义（P<0.05）。

2. 两组治疗前后中医证候积分改善情况比较（表2-4）

表2-4 两组治疗前后中医证候积分改善情况比较（$\bar{x} \pm s$）

组别	n	0周（分）	8周（分）	治疗前后差值
治疗组	30	25.68 ± 6.63	13.12 ± 3.15	12.68 ± 3.12
对照组	30	26.32 ± 7.32	17.36 ± 4.73	9.32 ± 3.05

注：治疗组与对照组比较差异有统计学意义（P<0.05）。

3. 两组治疗前后血尿酸疗效比较（表2-5）

表2-5 两组治疗前后血尿酸疗效比较（$\bar{x} \pm s$）

组别	n	0周	8周	治疗前后差值
治疗组	30	521.13 ± 41.23	388.54 ± 52.17	132.59 ± 26.62
对照组	30	503.67 ± 56.45	426.34 ± 44.73	77.33 ± 25.25

注：与对照组比较差异有统计学意义（P<0.05）。

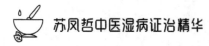

4. 两组降尿酸疗效比较（表2-6）

表2-6 两组降尿酸疗效比较

组别	n	显效	有效	无效	总有效（%）
治疗组	30	5（16.67%）	21（70.00%）	4（13.33%）	26（86.67%）
对照组	30	1（3.33%）	19（60.34%）	10（33.33%）	20（66.67%）

注：与对照组比较差异有统计学意义（$P < 0.05$）。

5. 安全性评价

治疗组在治疗后肝、肾功能等安全性指标，较治疗前无明显变化。对照组有两例患者在治疗后肝功能指标中转氨酶有所升高，虽经对症治疗2周后恢复正常，但也说明治疗组在安全性方面优于对照组。

三、讨论

高尿酸血症属代谢性疾病，在现今社会中已成为常见病和多发病，我国有高尿酸血症患者1.2亿，约占总人口的10%。高发年龄男性50～59岁，女性于绝经期后，5%～10%高尿酸血症会发展成痛风，同时也是多种疾病发生发展的根源。高尿酸血症的发生主要与尿酸产生过多和尿酸排泄不足有关，它不仅是痛风、痛风石、尿酸性肾病的重要生化基础，也是心血管疾病、糖尿病、高血压、肥胖症、慢性肾脏病的独立危险因素。目前在治疗方面，西药虽然存在有效性，但安全性不够，不良反应较多，且停药后容易反复，而中医药在治疗高尿酸血症中有着独特作用，且日益受到重视。

本病在中医文献中没有明确记载，如发生痛风后，从症状上来看应归属为"痹病""白虎历节"等范畴。目前多数学者把该病的病因病机特点归纳为：病性为本虚标实，病位主要在脾肾两脏，主要由于膏粱厚味，困阻脾胃，脾失健运，湿浊内生，湿郁日久化热，湿热互结，壅遏气机，生痰成瘀，内伤脏腑，致使脾肾两虚，"湿浊瘀毒"益甚，最终导致各种伴发疾病的发生。因此，祛湿化浊法对湿热蕴结型高尿酸血症有临床意义。在自拟的祛湿化浊方中荷叶、藿香为君药。荷叶清热解暑，升发阳气，健脾宽中，除湿化浊。《本草纲目》谓荷叶能"生发元气，裨助脾胃，涩精浊，散瘀血，清水肿"。藿香芳香化湿，解表散寒，既能疏散表邪，又能治湿阻中焦。荷叶、藿香两药相配，既可发表，又能清里，可清化周身表里各部湿浊之邪。晚蚕沙燥湿祛风，和胃化浊，活血通经，其除湿之性缓柔，又善祛风，故凡风湿为患，无论风重，还是湿重均可用之。萆薢祛风利湿，晚蚕沙与萆薢均为性平无毒之物，柔而不刚，且久用无伤正之弊，故两者相伍，辅君为用，作为臣药。本病湿浊为患，湿壅日久，常易化热，而成湿热之候，故方中以土茯苓、虎杖清热利湿为佐药。鸡骨草清热利湿，健脾开胃，散瘀解毒；鸡矢藤祛风活血，除湿消肿，和胃消食；两药合用具有除湿邪，强筋骨，降尿酸，同时还有预防痛风发生的作用。五爪龙益气补虚，行气解郁，健脾化湿。泽兰活血化瘀，利水消肿，《日华子本草》言其"通九窍，利关脉，养血气，破宿血"。临床多用于妇科及产后疾病，在方中主要用于行水利湿兼以活血，以助君臣之药，消除湿浊。石见穿活血化瘀，清热解毒，化痰散结；水蛭为活血化瘀之要药，能活血破瘀，搜剔祛邪，方中小量使用以防湿滞成瘀；乌梢蛇疏风通络，除湿毒、利关节，辅助方中诸药祛除湿邪，预防痰湿凝结于关节，形成尿酸结石。全方药物组成，谨守病机，围绕健脾除湿，清热化浊为法而设，同时因湿邪阻滞易生瘀血，配以活血除瘀；湿性黏滞易于阻遏，佐以疏风通络，以防患未然。全方共奏化湿浊、清郁热、活瘀血、通脉络之效能，来达到治疗高尿酸血症的目的。

临床治疗结果显示：治疗 8 周后治疗组患者的证候积分、血尿酸水平等方面的疗效均优于对照组患者（$P < 0.05$）。祛湿化浊方对湿热蕴结型高尿酸血症患者有良好的改善症状，降低血尿酸水平的作用，且无明显毒副作用，适合长期使用，为高尿酸血症的治疗提供了一条新的有效途径。

第十二节　论痰湿在新型冠状病毒肺炎发病中的作用及对策

多数中医专家把新型冠状病毒肺炎归属于"寒湿疫""湿毒疫"范畴。以下拟从湿病理论入手，对痰湿在新冠肺炎发病中的作用及对策进行探讨。

一、抓主症，明病机转变

新型冠状病毒肺炎两大症，一是发热，二是痰多。本病从口鼻而入，因是湿邪为患，故先伤脾胃，次伤于肺，继之，湿浊弥漫三焦，充斥表里上下，损阳伤正，变生诸证。

清·雷丰在《时病论》中曰："瘟疫之气，秽浊之气，乃论三焦可也。以其气从口鼻而入，先扰于上，次传中下，除此而外，则风寒暑湿燥火，无不尽从表入。"其发病途径即源于上，故表现为湿郁于肌表肺卫的症状，早期可见不发热，或身热不扬，伴有恶寒，头身痛，肢体酸楚，食欲不振，咳嗽少痰，舌苔白腻，脉濡等症。此发热是湿气郁于肌表，肌表阳气被郁遏的表现，由于同时伤了脾肺，故咳嗽不重，痰也不多，伴有脾虚有湿的症状。故以化湿解表，宣通卫阳，健脾宣肺，降气化痰为主，病情即可控制，这也见于新型冠状病毒肺炎轻症。邪在肌表，正气抗邪，以通阳化湿透达之剂，战汗而解。但感邪轻重不同，体质存在差异；平时有慢病的人；伤于秋燥，肺功能下降之人；伤于寒湿，脾虚有湿之人；肝火偏旺；阴虚火旺之人，感邪即由表入里，湿与热合伤于肺，影响肺的宣发肃降，形成痰热壅肺，出现高热，心烦口苦，胸闷喘憋，大便干，气短乏力，舌苔黄腻或垢腻，脉滑数等症状。湿毒闭于肺，痰、热俱盛，正邪抗争，形成胶结之状。此时正气抗邪，仍可热去痰消而解。通过中医宣肺清热化痰结合通腑泄热，健脾除湿，润肺降气等治疗，可以达到痰清、热退的效果。如失去战机，没有及时给予清肺化痰治疗，则痰热不解，高热不退，出现变证。一方面湿毒化热，壅闭肺气，高热、喘憋气促，肺气衰竭；另一方面湿痰热毒逆犯心包，邪毒闭阻，烦躁不宁，甚则神昏。邪热内闭，热深厥深，气机无法外达，可出现休克、少尿、手足四逆等内闭外脱之证。此时靠呼吸机支持方能维持自主呼吸。由于高热、神昏、厥冷、喘憋、痰阻，造成呼吸衰竭、感染性休克、合并多器官功能障碍综合征而危及生命。面对复杂而严重的局面，治疗的切入点在哪里，中西医并用，中医又如何发挥作用呢？从尸体解剖结果看，肺组织的渗出、黏液、肺水肿是致死的重要原因，故痰湿为患仍是此时的主要病机。因痰阻而气机逆乱，导致呼吸循环衰竭，是我们关注的焦点。明·吴又可说，治疗瘟疫"逐邪为第一要义"，新型冠状病毒肺炎以湿为患，湿聚为痰，痰壅阻肺，宗气受损，元气大伤，故病势发展，内闭外脱，至成死症。因此我们治疗的切入点，早期应宣肺化湿透邪；中期宜化痰清热利湿；晚期仍应祛痰化瘀，扶助元气。弄清整个过程的湿、热、痰、瘀、虚之病理变化，因势利导，抓住痰湿即是致病因素，又是病理产物的双向损害，有治痰为主，方能化解病情，转危为安。

二、审病机，治疗以痰为重点

新型冠状病毒肺炎发病起源于湿，病位以肺为主，全程贯穿着湿毒淫肺、痰湿壅肺、痰瘀闭肺，元气衰败等病机。肺主一身之气，为水之上源，主通调水道，水湿虽生于脾胃，但依赖肺的宣发肃降。本病湿热相合，如油裹面，黏腻难解，致使三焦气化受阻，大量痰湿郁阻于肺，肺气郁闭而不利，最终导致肺化源绝而陷入危重症乃至死亡。

本病以治肺为要点，早期治疗如石寿棠《医原》所说："以轻开肺气为主，肺主一身之气，气化则湿自化，即有兼邪，亦与之俱化"。通过宣开肺气、化湿透热，肺气化功能恢复，肌表湿邪则得以祛除，热无所依附亦随之而去。吴鞠通在《温病条辨》的三仁汤即是轻开肺气以治湿热范例，肺气宣畅，则湿热清，少量痰湿，随之而化。

肺、脾同属太阴，然肺居膈上，为阳中之太阴；脾居膈下，为阴中之至阴。脾以升为主，肺以降为顺。脾失于升清则生湿，肺失于肃降则生痰。故痰湿之证，系脾胃、肺所共病所致。明代著名医学著作《景岳全书》曰："盖脾主湿，湿动则生痰，故痰之化，无不在脾。"明·李中梓《证治汇补·痰证》又曰："脾肺二家，往往病则俱病者，因脾为生痰之源，肺为贮痰之器，脏气恒相通也，故外症即现咳嗽稠痰，喉干鼻燥之肺病，又见心嘈倒饱，食少泻多之脾虚……务以平调为生，泽及脾胃，而肺痰自平，不必专用清肺化痰诸药，盖脾有生肺之功，肺无扶脾之力也。宜异功散加薏苡仁、麦冬、石斛、桔梗、山药、扁豆、莲心之属。"李氏指出了肺脾同病而生痰的病因证治和用药。临床发现新型冠状病毒肺炎患者有的无症状，有的发热不明显，但影像学已出现较明显的肺炎改变，甚则大面积肺实变。此时应以调补脾肺、化痰祛湿为主，使用人参、黄芪，结合二陈、导痰汤为主治疗，补气燥湿豁痰，行气开郁。这样方有助于肺部阴影的吸收。

随着病情发展，湿性弥漫三焦，阻碍气机，出现肺失宣降，脾不升清，肝气郁结的病理变化，此时咳痰伴有胸胁胀满、喘促发憋、胸闷不适等症状。盖肝与肺的功能形成气的循环，肝气升于左，肺气将于右，则气循环正常，肝气不升则肺气不降。此当调肝气以降肺，在宣肺健脾化痰的同时加入疏肝调气之佛手、郁金、香橼、娑罗子、黛蛤散等。

在病情发展中，痰热阻肺，高热不退，会引起诸多变证。如高热痰喘伴有大便不通，是痰热壅肺，伤及肠道的表现，应予宣白承气汤和小陷胸汤加减，化痰通腑泄热，以救危重。若素体阳虚，痰湿郁久不去，导致阳气暴脱，在高热、痰盛同时，伴有四肢厥冷等脱证，当急予四逆汤加人参汤回阳救逆。若痰热闭肺，肺气衰败，逆传心包，痰迷心窍，可造成内闭外脱之危急重症，当急予犀角地黄汤加减和苏合香丸治疗。治疗内闭外脱重症，在治脱证的同时，还要考虑肺闭问题，使用化痰开肺气之法。关于用药姜良铎先生建议使用生薏苡仁、冬瓜子以祛湿化痰、升脾气、降肺气。在本病中，部分老年人合并有基础疾病，本虚标实，危重期出现痰多，虚喘，胸闷，纳气困难，是肺肾俱虚，肾失摄纳的表现。当在化痰的同时，加入补肺肾之品，如金匮肾气丸、左归丸、右归丸之类。

如上是调五脏化痰法。在本病中，随着个性体质的不同及病情的转化，痰有化热、化寒、化燥之不同，亦当审识，辨清是寒痰、热痰，还是燥痰，依病邪的性质论治。如感受寒湿，或平素阳虚，痰湿以寒痰为主，症见：痰清稀量多，或痰厚成块，喉间痰鸣，气短而喘，夜不能卧，伴食欲不振，怕冷，舌苔白滑，脉濡滑。治疗当温化寒痰，方如苓甘五味姜辛汤、射干麻黄汤、小青龙汤等。若素食膏粱厚味，胃中积热之人，炼津为痰，则生热痰。症见：发热口渴，口鼻干燥，汗出心烦，痰黄而黏，胸闷发憋，大便干燥，舌红苔黄腻，脉滑数。治疗当清化痰热，可选用小陷胸汤、清气化痰丸（陈皮、杏仁、枳实、黄芩、瓜蒌、茯苓、胆南星、半夏）加减。如燥气内伏，肺燥津伤，或热痰郁久，损伤肺阴，或肝胃之火上灼肺阴，痰湿可转化为燥痰。症见：咳嗽频繁，且连声串咳，痰出咳止；或干咳，连声作呛；或无痰或痰少而黏连成丝；或咳吐白色泡沫，质轻而黏，甚难咯吐；或痰中带有血丝；或伴咽干，咽痛，口渴欲饮，口唇鼻干燥，尿少便干，舌红苔薄而干或薄黄，脉浮数、弦细等。本次疫情，以气候干燥，春夏积热，喜食辛辣的地区，燥痰多见，治当润燥止咳化痰。可选贝母瓜蒌散（贝母、瓜蒌、花粉、茯苓、橘红、桔梗）加减，润肺清热，理气化痰。

三、促排痰，护理措施要跟上

痰多阻肺，导致患者咳嗽乏力，不能主动排痰，此时行气管插管则会进一步影响咳嗽发射，使痰湿加重，影响通气功能，还可导致肺不张。此时吸痰不当，还可以导致肺泡塌陷，加重呼吸困难。因此主张使用体表定位振动排痰与膨肺吸痰相结合，具体方法如下：通过 CT 或 X 光了解痰的分布，做好标识，在标记的区域振动排痰，依次叩击胸前右侧、左侧、背部、胸骨等处。然后进行膨肺吸痰，具体步骤：一湿化气道，连接气囊，待患者吸气时将湿化液（0.9% 氯化钠溶液）5 mL 注入气管；二是均匀挤压气囊，根据呼吸频率于吸气相挤压气囊五次；三是听到痰鸣音后即刻将无菌吸痰管插入气管插管内，吸痰 15 秒，如此按照湿化、挤压、吸痰顺序进行，直至痰液转清。中医治痰与护理排痰相结合，可有效地促使痰液的排除，缓解危机状态。

第十三节 从"去菀陈莝"谈
新型冠状病毒肺炎的治疗

一、"去菀陈莝"的含义

《内经素问·汤液醪醴论篇第十四》曰："平治于权衡，去菀陈莝，微动四极，温衣，缪刺其处，以复其形。开鬼门，洁净府，精以时服，五阳已布，疏涤五脏，故精自生，形自盛，骨肉相保，巨气乃平。"文中去菀陈莝，多数医家认为"菀陈"为郁积的陈腐之物，或指郁积日久的水液废物，"去菀陈莝"与"开鬼门，洁净府"并称为治水三法；也有认为"去菀陈莝"指郁积日久的恶血。莝通剉，有逐渐消除的意思。笔者认为，"菀陈"即为郁积日久的陈腐之物，从广义上讲，应指郁积体内的水湿、痰饮、瘀血等病理产物。将其逐渐消除，可达到"精自生，形自盛，骨肉相保，巨气乃平"及"以复其形"的平衡状态，故曰"平治于权衡"。

二、新型冠状病毒肺炎的病因病机

1. 湿郁肺卫

清·雷丰在《时病论》中曰："瘟疫之气，秽浊之气，乃论三焦可也。以其气从口鼻而入，先扰于上，次传中下。"本次新型冠状病毒肺炎病因在湿，其发病途径即源于上，故表现为湿郁于肌表肺卫的症状，出现发热，身热不扬，干咳，肌肉酸痛，胸闷，乃为湿郁肌表，阳气被遏，肺宣发肃降失常的表现。同时湿伤脾胃，伴见胃脘不适、腹胀、便溏等症。此见于新型冠状病毒肺炎早期，湿邪侵犯脾肺及肌表，出现以肺卫为主的病理变化。

2. 痰湿阻肺

新型冠状病毒肺炎早期以肺脾病变为中心，脾主运化水湿，主升清；肺通过宣发、肃降，使水湿向外、向下排泄。湿犯脾肺，脾失升清之职，肺失于宣发肃降。出现脾肺同病，痰湿内生的病理变化。《证治汇补·痰证》曰："脾肺二家，往往病则俱病者，因脾为生痰之源，肺为贮痰之器，脏气恒相通也。故外症既现咳嗽痰稠，喉干鼻燥之肺病，又现心嘈倒饱，食少泻多之脾虚。"因此，脾所生痰上阻于肺，形成痰湿壅肺的病证。此时影像学也表现为肺的大片阴影或大面积实变。根据体质和气候的不同，痰湿可以化热、化寒、化燥。出现寒痰阻肺的症状，症见痰稀量多或成块，喉间痰鸣，气短而喘，夜不能卧，怕冷，舌苔白滑，脉濡滑等。或痰热壅肺，症见痰黄而黏，发烧，胸闷发憋，大便干燥，舌红苔黄腻，脉滑数。燥痰内结则见干咳，少痰而黏成丝，难以咳出或痰中带血的表现。痰湿不去，则肺之阴影难以消退，痰阻胸闷气喘等症状亦逐渐加重。

3. 湿毒弥漫

本病湿毒为患，湿邪阻滞气机，弥漫三焦，可造成上、中、下焦各脏器的损害。如湿邪郁肺，肺宣降失常，宗气受损，则气短乏力，咳嗽痰喘不已；宗气不能贯心脉而行呼吸，心主血脉功能失调，气血运行受阻，则胸闷、心痛；湿犯脾胃，中焦湿阻，则纳呆、腹胀、肠道功能失常；湿邪内存，肝经受损，则两胁胀满、腹胀、肝区痛；湿伤肾，一则造成水湿泛滥；二是气不归根，则出现水肿、呼吸困难。总之湿邪弥漫三焦，不但升清降浊功能紊乱，更会造成痰湿、瘀血阻滞，五脏功能失调，从而出现水电解质代谢失衡、酸碱平衡紊乱、呼吸困难、意识障碍等。

4. 痰瘀互结

本病中、晚期，痰湿阻肺，湿毒化热，痰热伤阴耗气，损伤肺络，喘憋气促加重，伴有发热，咳痰、咳血，口渴，大便不通。进一步出现痰热壅肺，肺络瘀阻，痰瘀互结的病机变化，表现为胸闷难忍、脓毒血症、出凝血功能障碍，甚至休克等，病情危笃。痰瘀互结在肾脏，肾络闭阻，元气受损，开合失司，则出现气短难以接续和水肿等。

5. 内闭外脱

本病素体阳虚，体质衰弱，或元气亏虚之人。在疾病的后期，毒邪闭肺，宗气匮乏，不能"贯心脉而行呼吸"，毒热内陷，入于心营而内闭心包，则可出现胸憋喘促，灼热烦躁，夜寐不安，时有谵语或昏愦不语，舌謇肢厥，舌红绛，脉细数等症。素体阳虚之人，疫毒内陷，邪陷正衰，阳气不得外达则热深厥深，在外表现为休克的手足逆冷；在内表现为邪热迫肺或肾不纳气的呼吸喘促，内闭外脱，命悬一线。

三、从"去菀陈莝"治疗新型冠状病毒肺炎

1. 化湿通阳、宣肺健脾

早期湿蕴脾胃，同时上犯于肺及肌表，有的仅表现为乏力及胃肠道症状，随后出现发热，身热不扬，周身酸楚，食欲不振，咳痰，胸闷憋气，舌苔白腻或厚腻，脉濡。这是湿伤脾肺，外泛肌表，肌表阳气被郁遏的表现，治疗应以化湿解表、宣通卫阳、健脾宣肺化痰为主，推荐处方以麻杏石甘汤合藿香正气散加减。药用：麻黄、生石膏、杏仁、苍术、陈皮、藿香、草果、羌活、生姜、茯苓、地龙、白术、焦三仙等。祛除脾肺之湿，宣通肌表阳气来透达湿邪，微汗而解肌表之热，也就是"开鬼门"之法。

2. 肃肺化痰祛湿

随着病情进展，显现靶器官受损的症状，湿化为痰，内阻于肺，出现咳嗽、咳痰、胸闷、腹胀等症状。治当祛除"菀陈"，以肃肺化痰祛湿为法。推荐处方以麻杏石甘汤、涤痰汤合五苓散加减。根据体质的不同，痰湿可以化热、化寒、化燥，从而出现不同的肺咳症状。如痰热壅肺，见咳吐黄痰伴高热、心烦口苦、胸闷喘憋、大便干、舌苔黄腻或垢腻、脉滑数等症，可加入宣白承气汤、小陷胸汤、栀子豉汤（瓜蒌、大黄、法半夏、黄连、杏仁、生石膏、炒栀子、淡豆豉）等。如脾虚湿重及阳虚体质，痰湿寒化，寒痰郁肺，见痰清稀量多或痰厚成块、喉间痰鸣、气短而喘、夜不能卧、伴食欲不振、怕冷、舌苔白滑、脉濡滑等，治疗可酌选苓甘五味姜辛汤、射干麻黄汤、小青龙汤、麻黄附子细辛汤（茯苓、干姜、细辛、紫菀、半夏、款冬花、射干、大枣、麻黄、桂枝、制附子、白芍）加减。如燥气内伏，肺燥津伤，或肝胃之火上灼肺阴，痰湿可转化为燥痰，见咳嗽频繁、干咳而呛、痰少而黏、痰中带有血丝、伴咽干痛、口渴欲饮、口唇鼻干燥、尿少便干、舌红苔薄而干或薄黄、脉浮数等，当加入润燥止咳化痰之品，如贝母瓜蒌散（贝母、瓜蒌、花粉、茯苓、橘红、桔梗）；《症因脉治》之清肺饮（桔梗、黄芩、山栀子、连翘、天花粉、玄参、薄荷、甘草）亦可酌情加减，以润肺清热，养阴化痰。

3. 疏利三焦气机

本病湿毒为患，先伤中焦，既则伤肺卫，继而伤肝肾，呈现湿邪弥漫三焦，上、中、下各脏器均受损害。湿伤肺卫则气短、咳嗽、胸闷、身热不扬；湿伤脾胃则纳呆、腹胀、肠道功能失常；湿伤肝胆则两胁胀满、燥扰不

宁、肝区痛；湿伤肾则水肿、呼吸困难。总之湿邪弥漫三焦，升降紊乱，痰湿、瘀血阻滞，五脏功能失调，从而出现水电解质代谢失衡、酸碱平衡紊乱、呼吸困难、肾功能异常、意识障碍等。湿毒犯三焦，治疗当遵国医大师路志正先生"上下交损治其中"的原则。推荐处方为甘露消毒丹（滑石、黄芩、茵陈、石菖蒲、川贝母、通草、藿香、连翘、白蔻仁、薄荷、射干），利湿化浊，清热解毒。肝在三焦的代谢中，起着重要的作用，肝气条达，则影响肺的宣降和脾胃的升降，致使咳痰、胸满喘憋等加重，故应合用柴胡疏肝散、茵陈五苓散、黛蛤散等，疏肝利胆、肃肺调脾。湿毒弥漫三焦，必伤及肾，故患者多伴有肌酐、尿素等的异常，应结合补肾利水法，方选济生肾气丸、五苓散、猪苓汤等。取之"洁净府"之意。

4. 祛痰逐瘀利水

本病中、晚期，痰热阻肺，肺络瘀阻，形成痰瘀互结的病机变化。导致喘憋加重，出现脓毒血症、出凝血障碍，甚至休克。若痰瘀互结在肾脏，肾络闭阻，元气受损，开合失司，则表现为气短难以接续，水肿。治当祛痰逐瘀，活血利水。方选清气化痰丸合《医学衷中参西录》活络效灵丹、王清任五个逐瘀汤灵活加减，药选：陈皮、杏仁、枳实、黄芩、瓜蒌仁、茯苓、胆南星、制半夏、白芥子、泽泻、猪苓、通草、桃仁、丹皮、土鳖虫、附子、当归、丹参、乳香、没药、川芎、赤芍、麝香、元胡、乌药、地龙等。此亦即《内经》中"去菀陈莝"之法。

5. 开肺气固脱

本病晚期，毒邪闭肺，元气大伤，正衰邪陷，内闭心包，出现胸憋喘促，昏聩谵语，肢厥，舌红绛，脉细数。在外表现为休克的手足逆冷，在内表现为邪热迫肺、元气衰败的呼吸喘促，内闭外脱。治当以《伤寒论》茯苓四逆汤（附子、茯苓、干姜、人参、甘草）加减，送服苏合香丸或安宫牛黄丸。同时给予独参汤之大补元气。对于毒热"横冲心包络，以致神昏，四肢不暖者"，叶天士给予犀角、连翘心、玄参、石菖蒲、金银花、赤小豆汤剂加至宝丹送服治疗，可供临床参考。治疗内闭外脱重症，还要考虑肺闭问题，使用化痰开肺气之剂，如三子养亲汤（白芥子、炒莱菔子、苏子）化痰降气，冬瓜子祛湿化痰、升脾降肺气。

第三章 湿病临证医案

第一节 肝胆病医案

一、从湿治疗眩晕医案两则

1. 健脾除湿、升清降浊治疗颈性眩晕

颈性眩晕是指由于颈椎退行性改变、颈椎间盘突出、颈椎失稳、颈椎关节紊乱、颈部软组织僵硬等因素，或致椎动脉直接受到压迫，或使颈交感神经受到刺激，引起椎－基底动脉痉挛，造成椎－基底动脉供血不足，引起以位置性、发作性眩晕为特征，常伴有恶心、呕吐、耳鸣、耳聋、眼震、失眠、颈项部僵硬疼痛等症状的一系列临床综合征。颈性眩晕属中医"眩晕""项痹"范畴。《素问·至真要大论》曰："诸风掉眩，皆属于肝。"肝为风木，风为百病之长，风性易动；情绪激动，精神紧张，容易伤及脑神，肝郁气滞，气郁化火，肝风内动，上扰头目，则为眩晕。《丹溪心法·头眩》中提出："无痰不作眩"。过食肥甘，劳倦太过，损伤脾胃，脾胃运化功能失职，则聚湿生痰，痰湿内阻，上扰清窍，清阳不升，浊阴不降，发为眩晕。《灵枢》云："髓海不足，则脑转耳鸣。"年老体衰，肾精不足，另房劳过度，耗损阴精，导致髓海空虚，脑失所养，发为眩晕；水不涵木，肾精亏虚，肝阳上亢，导致阴虚阳亢亦可发为眩晕。苏凤哲教授治疗颈性眩晕，亦秉承路老"持中央，运四旁"理论，常以健脾除湿、升清降浊为主，辅以平肝潜阳、补肾填精。

案例：金某，女，63岁，2019年7月24日初诊。既往有颈椎病且行手术治疗。症见：头晕沉，时有视物旋转，转头明显，严重时伴有恶心、呕吐、站立不稳，颈部发僵，睡眠时好时差，近1个月来大便不成形，舌红，苔薄，脉沉细。中医诊断：眩晕病；中医辨证：脾虚湿盛，肝风上扰。治疗以健脾除湿，化痰息风，方药：砂仁12 g（后下），木香12 g，生白术15 g，

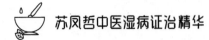

炒枳实 15 g，高良姜 12 g，茯苓 30 g，泽泻 20 g，荷叶 12 g，川芎 15 g，天麻 20 g，钩藤 15 g，川牛膝 30 g，炒杜仲 20 g，乌梢蛇 6 g，葛根 30 g，酸枣仁 30 g。配方颗粒，早晚分服，7 剂。

二诊：2019 年 7 月 31 日。药后头晕发作频次减少，颈部仍发僵，严重时不能睁眼，睡眠有改善，大便仍不成形。舌脉同前。患者症状减轻，增健脾益肾填精之力，方药：上方去木香、生白术、炒枳实，加用生山药 15 g、补骨脂 12 g、益智仁 15 g，7 剂。

三诊：药后觉疗效不如第一次好，仍大便稀，睡眠不好。舌脉同前。方药：炒苍术 15 g，炒白术 15 g，补骨脂 12 g，干姜 12 g，茯苓 30 g，泽泻 20 g，川牛膝 30 g，炒杜仲 20 g，益智仁 20 g，川芎 15 g，天麻 20 g，乌梢蛇 6 g，葛根 30 g，合欢皮 20 g，酸枣仁 30 g，木瓜 30 g，7 剂。

四诊：药后头晕进一步减轻，大便仍不成形。方药：上方去杜仲、木瓜，加用肉豆蔻 12 g，生山药 15 g，7 剂。

五诊：患者未再发作眩晕，偶有头晕沉，大便成形，量少。方药：砂仁 12 g（后下），木香 12 g，高良姜 12 g，补骨脂 12 g，合欢皮 20 g，酸枣仁 30 g，茯神 30 g，荷叶 12 g，太子参 12 g，茯苓 30 g，川芎 15 g，天麻 20 g，葛根 30 g，川牛膝 30 g，乌梢蛇 6 g，蒲公英 15 g，7 剂。

随访 2 个月，患者未再发作眩晕，颈部有僵硬感，大便可。

按语：本案患者为老年女性，平素大便不成形，为脾虚湿重的表现。日久湿化为浊，痰浊中阻，清阳不升，浊阴不降，发为眩晕。《内经》曰："清阳出上窍"，又曰："上气不足，脑为之不满，耳为之苦鸣，头为之苦倾，目为之眩"。气属阳，"清阳上天"，清阳出于上而荣于脑，若上升清阳之气不足则发为眩晕，对于此患者来说，清阳不升与其眩晕有极其密切的关系。故苏凤哲治疗时以健脾除湿法贯穿始终，选药以砂仁、木香、白术、太子参、高良姜、苍术、茯苓、荷叶、泽泻等为主，久病补脾须补肾，故选药补骨脂、牛膝、山药、益智仁、杜仲等补肾填精壮骨。"诸风掉眩，皆属于肝"，以川芎、天麻、钩藤等平肝息风。久病多瘀滞，加之曾有手术治疗，创伤多瘀，故以乌梢蛇化瘀通络止痛。葛根为一妙用，即可升发清阳，又能解肌通络，治疗经气不利所导致的颈肩僵硬疼痛有特效。颈性眩晕临床易复发，嘱患者平素以颈椎操以保养颈部。

2. 芳香化湿法治疗眩晕

案例：患者，男，68 岁，主因头昏沉半年于 2019 年 11 月 27 日初诊。

患者半年来出现头昏沉，头重如裹，测量血压高，血压 169/80 mmHg，伴胸闷心痛，乏力，大便次数增多，有时不成形，眼皮浮肿，睡眠多梦，舌红苔白腻，脉弦细。既往有慢性肾炎病史 5 年。中医辨证：既往有肾炎病史，水气内停，水湿上泛，清阳被蒙，故出现头昏，血压升高。治以芳香化湿，健脾除湿，宣痹通阳。方选藿朴夏苓汤加减，用药：藿香 12 g，厚朴 12 g，姜半夏 10 g，茯苓 30 g，泽泻 15 g，猪苓 15 g，生薏苡仁 20 g，通草 12 g，白蔻仁 12 g，生黄芪 15 g，瓜蒌 12 g，薤白 12 g，桂枝 6 g，炒白术 15 g，茯神 20 g，太子参 15 g，川芎 12 g。7 剂，水煎服。

二诊：药后头昏沉减轻，血压 145/80 mmHg，胸闷减，大便成形。睡眠好转，眼皮肿消失。上方去通草、桂枝，加川牛膝 15 g、补骨脂 12 g。7 剂，水煎服。

三诊：药后血压 138/75 mmHg，血压已恢复正常，继如上法调理半个月，血压稳定。

按语：本案患者，高血压伴有头昏沉，既往有肾炎病史，且有轻度浮肿表现，乃水气内停，水湿上泛于头，而伤中焦脾胃，故治疗以三焦祛湿法，上以芳香化湿，中以健脾燥湿，下以淡渗利湿。方选三焦祛湿之藿朴夏苓汤加减，药用藿香、白蔻仁、厚朴芳香化湿；厚朴、半夏燥湿运脾；茯苓、泽泻、猪苓、薏苡仁淡渗利湿，使水道通畅，湿有出路；桂枝、川芎通阳化气行水；太子参、黄芪补气以推动水湿的排泄。全方抓住病机，化除三焦湿邪，不特降压而血压恢复正常。

二、健脾除湿通络治疗中风后遗症

目前我国每年大约有 270 万人发生脑卒中，即使恢复后，大多数患者也留有后遗症，发生率高达 65%，中风后遗症严重影响患者的身心健康。中风后遗症常表现为以下几个方面：①肢体麻木，患者的肢体末端有麻木现象，如手指和脚趾麻木，患者的面部皮肤有虫爬蚁咬的感觉，伴有针刺感。②嘴歪眼斜，患者的鼻唇沟变浅、口角下垂、露齿、流口水、吐字不清晰。③肢体功能障碍，不能直立或者直立行走苦难，下肢发沉，出现病理反射，呈痉挛性瘫痪。④语言功能障碍，吐字不清晰，或者不能说话。中风后遗症，西医治疗以康复为主，疗效有限。中医治疗中风后遗症，多从气虚血瘀论治。李东垣认为是"正气自虚"，如《医学发明》言："中风者，非外来之风，乃本气病也。凡人年逾四旬气衰者，多有此病；壮岁之际无有也；若肥者则间有之，亦形盛气衰，如此。"清代王清任提出"半身不遂，亏损元气是其本源"，创补阳还五汤四两黄芪为君药治疗。临床中风患者并非单纯一脏损伤，常常合并两脏或者多脏器损伤，病机复杂，病情繁重，不可一味补泄，因"脾长四脏，四脏皆有脾也"，故繁中执简，滋灌脾土运诸脏。

案例：曹某，女，2019年8月7日初诊。既往患类风湿关节炎多年，关节变形，长期坐轮椅。2018年底脑梗后遗留进食慢、流口水、神情淡漠。症见：右侧口角流口水，手巾不离手，情志淡漠，不欲言语，下颌脱臼，进食很慢，每餐进食时间约1小时，食欲差，周身疼痛，四肢麻木抽筋，睡眠每晚2~4小时，大便干，3~4天一次。舌红，少苔，脉弦细。中医辨病：中风病，中经络；中医辨证：脾虚湿盛，瘀血阻络；治以健脾祛湿，活血通络。方药：法半夏10 g，砂仁12 g，木香12 g，生白术60 g，瓜蒌30 g，石斛15 g，生山药20 g，厚朴12 g，生黄芪30 g，肉苁蓉30 g，乌梢蛇8 g，土鳖虫15 g，首乌藤20 g，川牛膝30 g，芒硝10 g，太子参20 g，7剂。

二诊：2019年8月14日。药后大便偏稀，口水减少，仍腰痛，四肢麻木抽筋，睡眠仍较差。舌脉同上。方药：上方去厚朴，芒硝改为6 g，加蜂房6 g，7剂。

三诊：2019年8月21日。药后大便仍偏稀，口水明显减少，腰痛、四肢麻木依旧，睡眠改善，每晚睡3~5个小时。舌脉同前。方药：法半夏10 g，生黄芪30 g，砂仁12 g，生白术30 g，炒枳实20 g，厚朴12 g，肉苁蓉30 g，乌梢蛇6 g，补骨脂12 g，太子参15 g，首乌藤15 g，生山药15 g，木香12 g，川牛膝30 g，炒杜仲20 g，酸枣仁30 g，石斛20 g，7剂。

四诊：2019年8月28日。药后口水只有在看到食物时才流出，睡眠每晚4~5个小时，四肢麻木减轻，面部有表情，对人微笑，简单问答，大便成形。方药：上方生黄芪改为40 g，去杜仲、石斛、厚朴，加茯神30 g、生姜12 g，7剂。

五诊：2019年9月4日。药后下颌脱臼已恢复，进食较前增快，食量仍少，看见食物时有口水流出，量少，周身麻木明显减轻，眼干。方药：法半夏10 g，砂仁12 g，木香12 g，生白术30 g，炒枳实20 g，厚朴10 g，干姜8 g，生黄芪20 g，生山药15 g，乌梢蛇6 g，钩藤15 g，石斛15 g，枸杞子12 g，首乌藤15 g，代赭石15 g，川牛膝20 g，7剂。

守法再调方1月余，患者未再流口水，睡眠每晚5~6个小时，可正常交流，偶有身体麻木。

按语：《脾胃论·卷中》曰："夫脾胃虚弱……倦惰嗜卧，四肢不收，精神不足，两脚痿软……口沃白沫，舌强，腰、背、胛、眼皆痛。"夫脾胃虚弱，无阳以护其营卫，则百病由生。该患者脑梗后8月余，主要表现为流口水，手巾不离手，进食慢，表情淡漠。《素问·金匮真言论》言："脾开窍于口"，脾经上膈挟咽，连于舌本，散于舌下，脾运失常，痰涎自出，此乃脾不能摄也。故苏风哲教授初治时，即以黄芪、大剂量白术、山药、干姜、太子参等健脾益气，增其收摄之力，同时以法半夏、砂仁、厚朴、木香等燥湿运脾，使湿祛脾安。该患者为高龄老年人，精血不足，加用补肾填精之肉苁蓉、首乌藤。久病必入络，以土鳖虫、乌梢蛇祛瘀剔络。大便干燥，易致腑气不通，中焦气机不畅，故以芒硝润肠通便。舌少苔，为胃阴津不足的表现，故以石斛养胃生津、滋阴除热。首次就诊，药足量充，辨证准确，故疗效显著。二诊大便偏稀，减芒硝，增蜂房以祛风散湿。两诊即有显效，守法调药2月余，患者最苦恼的症状消失。

三、从湿论治头痛医案两则

头痛病首见于《内经》，称为"头痛""首风""脑风"。李杲首先将头痛明确分为外感头痛与内伤头痛，朱震亨在此基础上强调"痰与火"，后世王清任善治瘀血头痛。治疗头痛应从辨证论治出发，注重五脏调理，强调中焦湿浊阻滞的作用，审识湿、痰、瘀的病理演变及病势趋向，辨证求因，审因论治。

1. 化痰祛瘀治疗血管性头痛

案例：赵某，女，67岁，2018年10月14日初诊。既往有高血压病史8年，长期服用降压类药物，血压控制不佳，较容易波动。近6年间断头痛，外院考虑神经血管性头痛，满头疼痛，呈隐痛，记忆力减退，很容易忘事，咽部有痰，睡眠可，二便正常。舌红，苔黄腻，脉沉弦。辨证：肝阳上亢，痰瘀内阻证，治疗当平肝潜阳，化痰逐瘀。方药：天麻15 g，川芎15 g，地龙12 g，僵蚕12 g，法半夏10 g，厚朴10 g，砂仁12 g（后下），全蝎3 g，乌梢蛇5 g，蜈蚣1条，钩藤15 g，川牛膝20 g，珍珠母20 g，石决明20 g，栀子12 g，知母12 g，泽泻15 g，水煎服，每日1剂，早晚分服，14剂。

二诊：2018年10月28日。头痛及头晕沉感明显减轻，咽部仍有痰，腿沉无力，舌脉同前。方药：上方去石决明、栀子，加用郁金15 g、胆南星8 g，14剂。

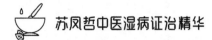

三诊：2018 年 11 月 11 日。头已不痛，但有头昏沉不清感，有黄痰，健忘，容易乱想，大便偏稀。舌脉同前。方药：川芎 20 g，天麻 20 g，地龙 12 g，僵蚕 12 g，生石膏 30 g（先煎），厚朴 10 g，砂仁 12 g，全虫 3 g，乌梢蛇 5 g，蜈蚣 1 条，浙贝母 12 g，钩藤 15 g，川牛膝 20 g，高良姜 12 g，生姜 2 片，大枣 3 枚，山药 30 g，14 剂。

药后大便正常，健忘好转，大便正常。后随访 2 个月，患者未再头痛。

按语：本案患者间断头痛，血压波动，舌红，苔黄，有肝阳上亢之势；记忆力减退、容易忘事、咽部有痰为痰浊阴邪阻滞；患者间断头痛 6 年，久病多瘀。综合考虑，该患者为内伤头痛，辨证为肝阳上亢，痰瘀内阻。治疗应平肝潜阳，化痰逐瘀，通络止痛。首诊方中以天麻、石决明、珍珠母、栀子、钩藤、地龙、僵蚕及知母清肝热，泻肝火，平肝阳，息肝风，以牛膝引火下行，以半夏、地龙、僵蚕化痰浊，以川芎为引，引药上行，并以虫类药全蝎、蜈蚣、乌梢蛇等血肉有情之品，搜络祛瘀止痛，患者头痛及头晕沉感明显减轻。二诊增强化痰之力，三诊脾虚便溏，转以健脾祛湿、调理中焦为主，以平肝潜阳、化痰祛瘀为辅，以杜生痰之源，再服半个月，头痛未再发作。

2. 平肝祛湿法治疗头痛

案例：郭某，男，20 岁，主因头痛、头晕 1 个月，于 2019 年 11 月 26 日就诊。患者有高血压病史 1 年多，口服降压药，但血压不稳定，1 个月来出现头晕、头痛症状，测血压 150/90 mmHg，伴有心率快，大便稀溏，舌红苔白腻，脉沉弦。中医辨证为肝旺脾虚湿重，治以平肝健脾祛湿。处方如下：川芎 12 g，钩藤 15 g，石决明 20 g，法半夏 10 g，砂仁 12 g（后下），干姜 10 g，茯苓 30 g，泽泻 20 g，炒栀子 12 g，合欢皮 20 g，炒酸枣仁 30 g，夏枯草 15 g，川牛膝 12 g，山药 15 g，炒白术 15 g，决明子 20 g。7 剂，水煎服，早晚各一次。药后患者头晕、头痛缓解，血压 140/80 mmHg，大便稀溏也有改善，舌苔薄白，脉弦细。上方去夏枯草，加荷叶 12 g。14 剂，水煎服。三诊，患者血压已稳定，头痛、头晕未作，大便正常，继以上法调理 1 周，患者症状消失，口服降压药减半量维持。

按语：本案患者为一名年轻男性，血压不稳定伴有头痛、头晕症状，无其他基础疾病，此类患者多与工作压力大、情志不舒、饮食肥甘厚味、作息不规律有关。临证首先辨病位、病性，从症状特点看定位在肝脾，定性为肝火在上，脾湿在下，虚实夹杂。分析其症状，头晕、头痛乃肝阳偏亢，风阳上扰所致。肝阳有余，化热扰心，故心率快，心神不安，失眠多梦。大便黏滞、稀溏、舌苔白腻为脾虚湿重之象。故治疗以平肝潜阳为主，佐以清热安神、健脾祛湿之法。方中川芎为血中之气药，上行头目，为治诸经头痛之要药，善于祛风活血而止痛；钩藤性寒，具有镇静、降压、清热平肝、息风定惊的功效；石决明咸寒，平肝潜阳，清热明目，与钩藤合用，增强平肝之力；川牛膝引血下行，并能活血利水；炒栀子、夏枯草清肝降火，折其亢阳；合欢皮、酸枣仁宁心安神；山药、白术健脾益气，化湿燥湿；法半夏、砂仁辛温香燥，调和脾胃又能理气祛湿；茯苓、泽泻甘寒淡渗，利水祛湿健脾；干姜温脾祛湿。全方一以平肝潜阳，二以健脾祛湿，切中病因病机，故能取得佳效。

四、疏肝健脾、清热利湿治疗抑郁症

郁证指由情志不舒、气机郁滞而引起，以心情抑郁、情绪不宁、胸部满闷、胁肋胀痛为主要临床表现的病证。中医的郁证包括焦虑症及抑郁症两个方面。从证候学角度分析，两者有一定区别。中医有"阴静阳躁"之说，根据临床表现特点我们可以把抑郁症归属阴证，临床表现为抑郁、静默、内向、不爱动；把焦虑症归属阳证，其临床表现为焦虑、兴奋、烦躁、亢进。所以对于抑郁症和焦虑症，中医的理解是，一个偏阴证，一个偏阳证。临床上，焦虑症的人也有抑郁倾向，抑郁症的人也有焦虑出现。《医碥》载："百病皆生于郁，郁而不舒则皆肝木之病矣。"中医治疗郁病，多从肝论治。但近些年治疗抑郁症，很多医家从阳虚阳郁论治，亦取得较好疗效。苏凤哲教授治疗郁证，汲取古人经验，脏腑辨证从肝郁脾虚论治，病理因素多考虑湿邪内阻。现代医学认为，抑郁症与肠道微生态密切相关。健康人体肠道内存在着 10^{14} 个细菌，约为人体细胞数的 10 倍，他们与宿主互利共生，共同维护着宿主的生理平衡，对维持人体健康发挥着重要作用。肠道菌群与肠道之间的相互作用，参与了神经系统功能的调节，近几年来，肠道菌群在抑郁症中所扮演的角色逐渐被认识并成为研究热点。肠道菌群可能通过炎症反应和调节肠黏膜上皮细胞功能影响神经递质的生成、影响下丘脑－垂体－肾上腺轴及肠黏膜屏障、血脑屏障等多途径，影响着抑郁症的发生发展。现代研究也表明，中药通过调控肠道菌群中菌群结构组成与微生物代谢产物，从而维持生态平衡。苏凤哲教授认为肠道菌群属于中医脾胃范畴，通过调理脾胃功能，即可改善肠道微环境，从而治疗因肠道菌群失调引起的诸多疾病。

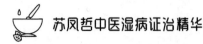

案例：患者，女，60岁，2019年11月21日初诊。已患抑郁症12年，长期服用抗焦虑抑郁类药物，有二尖瓣关闭不全病史。症见：精神紧张，易生气，入睡困难，服用地西泮方能入睡，头右侧发胀，头昏沉感，口唇紫暗，脱发明显，脸面易出油，双下肢浮肿，口干渴，耳鸣，怕冷，咽部有痰，易出汗，纳可，大便黏滞不畅。舌红，苔薄白，脉弦滑。中医诊断：郁证；辨证：肝热脾虚，湿热内蕴，心神不宁。治以疏肝清热，健脾除湿，宁心安神。方药：川芎12 g，钩藤15 g，菊花12 g，预知子15 g，夏枯草15 g，炒栀子12 g，法半夏10 g，砂仁12 g（后下），生白术30 g，虎杖20 g，炒柏子仁30 g，生龙骨20 g（先煎），百合15 g，干姜8 g，酸枣仁30 g，茯神30 g。7剂，配方颗粒。

二诊：2019年11月27日。药后胃脘烧灼感，肚子热，右侧头部麻木发胀，偶头晕，睡眠有改善，仍痰多，口渴，仍大便黏滞。舌脉同前。方药：上方去炒栀子、生龙骨、百合，加生石膏30 g、天麻20 g，干姜改为12 g。

三诊：2019年12月4日。仍有肚子发热，头胀头麻好转，口渴减，有关节手脚凉疼感，睡眠进一步好转，减少地西泮服用量。舌红苔薄白，脉弦滑。方药：法半夏10 g，砂仁12 g（后下），木香12 g，生白术30 g，干姜10 g，虎杖20 g，生石膏30 g（先煎），知母12 g，川芎12 g，钩藤15 g，枳实15 g，大腹皮15 g，川牛膝30 g，乌梢蛇6 g，元胡15 g，酸枣仁30 g，7剂。

四诊：2019年12月11日。头胀，肚子发热，大便黏滞，胃灼热好转，关节手脚凉疼感好转，睡眠可。方药：上方去元胡、川牛膝、大腹皮，加蒲公英15 g、土茯苓30 g、厚朴12 g，7剂。

本案患者持续治疗中，主诉症状逐渐减少。

按语：本案患者初诊时主诉症状较多而杂乱，若时间允许，任其叙述，可无休止。精神紧张、易生气、头胀头晕头麻、易汗等不适，为肝郁气滞、阳亢化热化火的表现，脱发、面油、下肢浮肿、咽部有痰、口渴、大便黏滞为湿浊阻滞、化热伤津的征象，失眠为热绕心神、心神不宁的表现。故治疗以川芎、钩藤、菊花、预知子、夏枯草、炒栀子解肝郁、清肝热、祛肝火，以法半夏、砂仁、生白术、干姜健脾祛湿，以虎杖清热除湿，以炒柏子仁、生龙骨、百合、茯神、枣仁等养肝血、宁心安神。二诊时有胃脘烧灼感、肚子热等气分热象，以石膏清热止渴，仍右侧头部麻木发胀、偶头晕，以天麻平肝止眩，同时增加干姜用量以防石膏性寒伤胃。三诊，患者主诉增关节疼痛等不适，增牛膝、乌梢蛇、元胡等行气祛瘀止痛。四诊，大便黏滞不畅，湿热为患，易黏滞不爽，增蒲公英、土茯苓、厚朴等以清热燥湿。抑郁症的治疗非一日之功，肠道菌群微生态的调整是一个相对较长时间的过程，对主诉较多的抑郁焦虑人群来说，不适症状的减少便是一个疾病好转的迹象。

五、健脾化痰治疗耳鸣

耳是五官九窍之一，十二经脉、三百六十五络，其气血皆上于面而走空窍，会聚于耳，耳与五脏六腑均有联系，如肾开窍于耳，耳为心之客窍，胆经其支者从耳后入耳中，出走耳前。故肾、肝胆、心的病变，均可引发耳鸣。耳为清阳之窍，对外界的影响尤其敏感，当受到风寒之邪的影响，或内脏的阴阳气血诸虚而不能上荣，或脏腑功能失调产生的虚火、痰火、郁火上扰或瘀血阻滞气血运行，均可影响于耳而致耳鸣。若脾胃虚弱，运化失职，痰湿内生，阻滞耳之脉络致耳鸣者，当以健脾化痰为大法，标本兼治，攻补兼施。

案例：王某，男，50岁，2010年6月12日初诊。主诉：耳鸣半年，加重1个月。患者从今年1月开始出现耳鸣，经治疗不见好转，后在协和医院检查：确诊为鼻咽癌，已行化疗两个疗程。刻下：耳鸣如蝉，伴有咳痰，耳内潮湿，胸闷，肢体困倦，皮肤瘙痒，易起风团疹，纳谷一般，眠可，大便黏滞，舌红舌体胖、苔薄，脉沉弦小滑。西医诊断：鼻咽癌。中医诊断：耳鸣。中医辨证：脾虚痰阻，肺窍不利。治则：益气健脾，肃肺化痰，佐以抗癌。处方：太子参15g，南沙参15g，功劳叶15g，胆南星8g，浙贝母10g，枇杷叶15g，黛蛤散8g（包煎），桃、杏仁各9g，猫爪草15g，半边莲20g，六月雪15g，川牛膝15g，枸杞子10g，生牡蛎30g（先煎），炒薏苡仁30g，7剂。

二诊：2010年6月26日。服药后无不良反应，耳鸣减轻，易困倦，多汗。纳食大便正常，小便泡沫多，睡眠可。舌质暗红，苔黄厚腻，脉沉弦小滑。宗前法，上方去太子参、浙贝母，加钩藤15g、黄芩12g。14剂，水煎服。

三诊：2010年10月10日，停药3个月。经过30次放疗后，刻下：口腔溃疡反复，乏力，易感冒，咳嗽少许黄痰带血丝，不易咳出。耳鸣、流水已减轻。面肿，双下眼睑及下颌水肿，纳食可睡眠安，大便3～4日一次，干结。体重下降 20 kg。面色黧黑，张口困难。舌瘦质嫩红、苔薄白，脉细弦。治疗益肺气以固卫、清内热以化痰、泻脾胃郁热以治口疮。五爪龙20 g，功劳叶15 g，桃、杏仁各10 g，枇杷叶15 g，胆南星8 g，僵蚕8 g，紫菀12 g，黛蛤散8 g（包煎），旋覆花10 g（包煎），防风10 g，地肤子15 g，黄芩10 g，甘草6 g，14 剂。

药后电话随访，耳鸣已不明显，唯有情绪激动时轻度耳鸣，流水减少。嘱其续服原方，注意调节情志，定期复诊。

按语：本证的辩证依据是：①耳的病变与肝胆、肾关系密切，但由于十二经脉的气血皆可走空窍，故经络气血的病变皆可导致耳鸣，凡气血虚弱，或因外邪，或内脏功能失调产生的虚火、痰火、郁火上扰或瘀血阻滞气血，均可影响于耳而致耳鸣。②本案耳鸣伴胸闷，咳痰有血丝，证属脾胃虚弱，痰湿内生，痰阻肺窍所致。本案治以益气健脾、肃肺化痰为法，药用太子参、炒薏苡仁健脾益气；浙贝母、枇杷叶、杏仁、南沙参、功劳叶清肺、降肺化痰；胆南星、黛蛤散清胆化痰；枸杞子滋补肝肾；桃仁活血；半边莲、六月雪解毒；生牡蛎收敛止咳，潜镇降火。服药后，稍见效机，但又经第二次化疗，正气复伤，故复以益气固表，佐清热化痰之法而收功。

六、健脾化痰治疗癫痫

癫痫是一种发作性神志异常的疾病，以发作时神情恍惚，甚则昏仆、口吐涎沫、两目上视、四肢抽搐，或口中有声如猪羊般叫，移时苏醒，醒后如常人为临床特征。本病的发生与脾胃虚弱、痰浊内生、神机失灵密切相关。朱丹溪云："痫证有五……无非痰涎壅盛，迷闷心窍。"《证治汇补》载："阳痫痰热客于心胃……阴痫亦本乎痰热，因用寒凉太过，损伤脾胃变而为阴。"多数医家都认为本病与痰蒙心窍有关，脾为生痰之源，健脾化痰平癫痫成为重要的治法。

案例：张某，女，51 岁，主因心悸 8 年，不省人事发作 1 次于 2012 年10 月 20 日初诊。患者于 8 年前发生心悸，经中西药物治疗（具体不详）症状好转，2012 年 10 月 18 日乘车时出现不省人事，口吐血沫，二便失禁，约 10 分钟后缓解，清醒后自觉记忆力下降，头痛，当时送到医院时，发现心律不齐，MRI 示多发性腔隙性脑梗死，TCD 椎动脉供血不全，来诊时症见：心悸，心烦易惊，入眠困难，多梦，烦闷，食欲差，呃逆，餐后肠鸣，腹泻，大便稀溏不成形，乏力、肢体困倦，舌紫暗、苔白腻，脉濡结代。中医辨证：脾虚生痰浊，痰蒙心窍，神机失用。治以健脾益气，祛湿化浊，宁神定悸。处方：西洋参 10 g（先煎），苏梗 10 g（后下），荷梗 10 g（后下），炒白术 12 g，厚朴花 12 g，郁金 10 g，焦、楂曲各 12 g，茯苓 18 g，丹参 15 g，姜半夏 10 g，炒柏子仁 15 g，醋元胡 12 g，炒枳壳 12 g，炙甘草 8 g，制远志 15 g，苦参 6 g，14 剂。药后心慌、烦闷诸症减轻，睡眠安，大便好转，癫痫未见发作，继以上方进退调节，半年后多年心悸之症亦消失，癫痫未发。

按语：癫痫的主要病机为痰蒙心窍，神明扰乱，发病与心、脾关系密切，心主神明，病发生在心，神机失用则短暂意识丧失，病因为痰，脾为生痰之源，故病之源头在于脾。本案癫痫发作伴有心悸失眠易惊、食欲差、腹泻等心脾两虚症状，系脾虚生痰，痰蒙心窍所致。本案以健脾益气、化浊祛湿、温胆宁神为法。治疗重点在于健脾化痰，药用西洋参、炒白术、茯苓、炙甘草四君子汤健脾益气；藿梗、苏梗芳化湿浊，化痰逐饮；炒枳壳、焦楂曲健脾消食以绝生痰之源；姜半夏、郁金、厚朴花、元胡和胃降浊，疏肝利胆以调节脾胃升降；柏子仁、制远志、苦参养心以改善心律失常。全方以痰湿为中心，以调理脾胃为重点，佐疏肝调脾之法，故药后痰浊清，心神安，癫痫得以控制。

第二节　心病医案

一、从湿论治心悸医案一则

心悸的原因不同，病机各异，但综合分析，与中焦不调关系最为紧密，中焦与心悸的关系在《内经》中早有论述，《素问·平人气象论》云："胃之大络，名曰虚里，贯膈络肺，出左乳下，其动应衣，脉宗气也。"这就指明了心脏的搏动与中焦"胃"有密切关系，同时更明确指出："盛喘数绝者，则病在中。结而横，有积矣。"汉·张仲景《金匮要略》正式立惊悸之病名，有"惊悸吐衄下血胸满瘀血病脉证并治"专篇论述，指出"动即为惊，弱则为悸"，同时还指出水停心下（中焦）为心悸的重要病机。用半夏麻黄丸、小半夏加茯苓汤等治疗；治疗"脉结代，心动悸"的炙甘草汤，也是通过调理中焦，补益中气，而治疗心悸的方剂。之后各家，从不同角度论述心悸。唐·孙思邈《千金要方·心藏脉论》曰："阳气外击，阴气内伤，伤则寒，寒则虚，虚则惊，掣心悸，定心汤主之。"金元时代朱丹溪为代表的主痰致悸说，如《丹溪心法·惊悸怔忡》云："时作时止者，痰因火动"；清·王清任为代表主张因瘀致悸说，在《医林改错·血府逐瘀汤所治症目》指出："心跳心忙，用归脾安神等方不效，用此方百发百中"；也有主张因郁怒致悸说，明·虞抟《医学正传·怔忡惊悸健忘证》云："有因怒气伤肝，有因惊气入胆，母能令子虚，因而心血不足，又或嗜欲繁见，思想无穷，则心神耗散而心君不宁……"

虽然致悸原因有很多，但多与中焦相关。脾胃为后天之本，气血生化之源。若脾胃虚弱，化源不足，可使气血不足，心失所养，心神不宁，发为心悸。若中焦运化失司，蕴湿成痰，痰湿阻滞经脉，或痰饮上凌于心，或痰浊蕴结，日久化火，痰火扰心，均可致心神不宁，发为心悸。另外足阳明之经别"散之脾，上通于心"，若素体阳盛，喜食膏粱厚味，日久生热，阳明郁热，扰动心神，心神不宁亦可导致悸动不安。以下是从脾胃及湿病治疗心悸的病案。

案例：患者，女，72岁，2019年4月10日初诊。甲亢30年，曾[131]I治疗好转后停药，10年前复发，心悸不适，开始口服甲巯咪唑，查甲功五项在正常范围。症见：心悸不安，易汗，精神恍惚，双眼干涩，睡眠易醒，大便基本不成形，进食可。舌红，苔薄，脉沉弦。24小时动态心电图提示：频发房性期前收缩、窦性心动过速。中医诊断：心悸病；中医辨证：肝郁脾虚，心神不宁。治以疏肝理气，清热泻火，益气健脾，养心安神定悸。方药：太子参15 g，丹参15 g，生黄芪30 g，炒白术15 g，高良姜12 g，夏枯草15 g，郁金15 g，生龙骨20 g，炒柏子仁20 g，合欢皮20 g，酸枣仁30 g，蒲公英20 g，炙远志15 g，山药15 g，益智仁15 g，佛手12 g。配方颗粒，7剂。

二诊：2019年5月15日。患者服药1周后心悸明显缓解，因外出未再服药。症见：心悸阵发，睡眠多梦易醒，眼干涩，头晕不适，大便有改善，舌脉同前。方药：太子参15 g，炒柏子仁20 g，生龙骨20 g，炒白术15 g，高良姜12，蒲公英15 g，夏枯草15 g，香附12 g，山药15 g，合欢皮20 g，酸枣仁30 g，补骨脂12 g，川牛膝15 g，川芎12 g，钩藤15 g，7剂。

三诊：2019年5月28日。心悸进一步好转，大便成形，仍睡眠多梦，双小腿沉重感，易惊。方药：上方去柏子仁、钩藤，加茯苓30 g、茯神30 g，7剂。

守法调理 2 月余，患者偶有心慌发作、不影响生活，大便可，睡眠尚可。

按语：甲亢在中医属"瘿病"范畴，古籍中亦称"瘿气""心悸"等。瘿病的病机初期是肝气郁滞、肝火旺盛，肝旺乘脾土，损伤脾胃，出现肝脾失和。肝主疏泄、脾主运化，肝脾疏利则气机调畅。如肝失条达、疏泄不利则气机郁滞，进而津停为痰，血滞为瘀；脾主运化，输布津液，七情内伤及肝失疏泄均可进一步导致脾失运化，脾虚生痰，痰湿凝聚而致病。因此认为气、血、痰、瘀贯穿瘿病的发生发展整个过程。对于久病患者，脾伤则气结，脾虚则酿生痰湿，痰气交阻，血行不畅，气、血、痰凝聚而成瘿病，瘿病日久耗伤阴液，从而出现一系列甲亢常见症状。故治疗甲亢，应肝脾同调。本案患者，就诊时以心悸为主要表现，伴有易出汗、精神恍惚、双眼干涩、睡眠易醒等症状，为肝郁化热、热扰心神所致，选药以郁金、合欢皮、佛手、夏枯草、蒲公英等疏肝清热；郁久化热，耗伤阴血，故以酸枣仁、柏子仁等养血宁心，以远志、龙骨定悸安神；大便不成形，为中焦虚寒、脾虚湿重的表现，选药以太子参、生黄芪、白术、高良姜、山药、益智仁等益气健脾、暖中燥湿。另太子参、丹参为常用对药，可益气活血定悸，治疗常见的心律失常，如期前收缩、房颤等。患者二诊心悸已好转，新增头晕不适，虑其为肝阳上亢、头目被扰，故以川芎、天麻、钩藤等平肝息风，以牛膝引血下行。三诊时，大便已成形，但下肢有沉重感，虑其为湿性趋下、湿重困脾的征象，故加用茯苓、茯神等，既健脾利湿又宁心安神。守法调理 2 个月，患者心悸明显好转。可见治疗甲亢，西药可使指标达标，但患者的一些临床症状仍存在时，中医的整体观及辨证论治思想可让患者受益。

二、不寐医案二则

不寐之证，系心神被扰所致。心为五脏六腑之大主，若心之本脏虚，或心经受邪，或五脏病变对心的影响，均可使心神被扰而出现不寐。治疗不寐，当分辨外感、内伤，感受外邪者当祛邪以安神，五脏失调者当安五脏。

随着生活条件的好转，饮食结构的改善，由脾胃功能失常导致不寐的病人越来越多。饮食不节，恣食生冷肥甘，损伤脾胃，脾失健运，内湿停聚，外界湿邪易乘虚而入，与内湿相和为患，湿邪扰动心神可致不寐。也是我们常说的"胃不和则卧不安"。此不寐的特点是常伴有脾胃功能失调的症状，

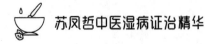

因病发为湿，内伤在脾，故可用升阳健脾除湿法。

1. 升阳除湿治不寐

案例：王某，男，45岁，主诉多梦易醒3年，于2018年4月24日初诊。患者3年前因工作紧张，出现不寐，多梦易醒，有饮冰白水史，晨起痰黏难咳，四肢沉重，容易疲劳，头昏蒙不清，胸闷，大便稀溏每日3~4次，食油腻后口气较重。舌质暗，苔白腻，脉沉滑。证属脾虚失运，湿浊内停，扰动心神所致不寐。治以升阳健脾祛湿。处方：太子参15g，藿梗10g（后下），厚朴花12g，半夏12g，炒苍术15g，炒白术15g，茯苓30g，荷叶12g，升麻8g，砂仁10g（后下），陈皮12g，车前草15g，炒枳实15g，六一散20g（包煎），益智仁10g（后下），生、炒薏苡仁各30g，玉米须30g，14剂，水煎服。药后头昏蒙减轻，时头脑清醒，睡眠质量较前提高。大便每日1~2次，四肢沉重亦减。服药已见效，上方去车前草加生山药12g，继服。三诊：患者已能入睡，诸症亦缓，继如法调理，3个月后患者不寐基本消除。

按语：本案患者不寐，平时喜甜食、饮冰水，生冷肥甘，损伤脾胃，致脾失健运，内湿停聚，症见四肢沉重，头昏蒙不清，便溏，口黏，苔腻，脉沉滑等，皆为脾虚水湿内停之象。故辨证为湿浊内扰心神而致不寐。故治以升阳健脾祛湿为法，方用藿朴夏苓汤合清震汤加减。以藿梗、苏梗、荷叶芳化湿浊；炒苍术、白术健脾燥湿、化湿；厚朴花、半夏、炒苍术、砂仁、生炒薏苡仁、陈皮健脾和胃降浊；升麻升阳胜湿；六一散清利湿热；茯苓、车前草、玉米须淡渗利湿；益智仁补肾助气化。全方芳化湿浊，升阳健脾，又结合燥湿、化湿、利湿之品，使内外之湿邪祛则头清神安，睡眠得到改善。

2. 清暑祛湿治疗不寐

人感受四时不正之气，也可引起不寐，由于感邪性质、禀赋体质、宿疾的不同，可表现为不同的证候特点。素体元气亏乏之人，在夏暑之季，感受暑邪，暑热乘虚而入，暑与心火同气，暑气通心，心主血属营，暑气内扰于营分，外扰于卫分，致使阳不入于阴，可发生不寐。《灵枢·大惑论》载："卫气不得入于阴……故目不瞑矣。"暑热之气，始受于肺，伤肺胃之气而干于心，心神扰动，不寐可兼见神疲乏力，发热，口干欲饮，饮不解渴，舌红少津等肺胃阴伤之症。暑多夹湿，暑湿弥漫，困于中焦脾胃，扰动心神，不寐兼心烦郁闷，头身沉重，不欲饮食。治疗应三因制宜，辨证论治。

案例：钱某，女，32岁，于2015年7月21日初诊。患者1周外出郊游伤暑，出现不寐症状。诊时症见：夜不能寐，多梦易醒，心烦躁，纳食减少，口干欲饮，头昏沉，溲赤，大便黏滞，带下量多，色白无味，舌体胖大，尖边红，苔薄黄少津，脉沉涩小弦。中医辨证为伤于暑湿，气阴两虚，湿热蕴结。治以清暑祛湿，宁心安神。药用：五爪龙 20 g，太子参 15 g，麦冬 10 g，莲肉 15 g，炒苍术 12 g，炒白术 12 g，荷叶 12 g，生石膏 30 g（先煎），生薏苡仁 20 g，炒薏苡仁 20 g，茵陈 12 g，土茯苓 20 g，滑石 15 g（包煎），半夏 10 g，炒枳实 15 g，生龙骨 30 g（先煎），14 剂。药后失眠好转，能入睡，纳食较前增加，仍有多梦，疲劳乏力，口干欲饮，舌质红，苔薄白少津，脉沉弦细小数。以前方去莲肉、茵陈，另加苏梗 12 g、炒柏子仁 20 g。又服药 14 剂，睡眠基本恢复正常。

按语：本案因伤暑而不寐，平素情志不舒，工作劳累，脾虚，元气亏乏，感受暑邪，暑热扰于营分，暑湿侵犯中州，湿热内结，扰动心神，而致不寐。治疗从暑湿论治，以清暑祛湿、宁心安神为法。以太子参、生薏苡仁、炒薏苡仁、炒枳实健脾益气祛湿；炒苍术、炒白术、炒扁豆、半夏、荷叶健脾化湿燥湿；麦冬、石斛、莲肉养阴血；生石膏清热；茵陈、土茯苓、五爪龙清利湿热；生龙骨收敛心气，重镇安神。全方重在清除暑湿之邪，邪祛则心神安，故不寐之症得以缓解。

三、从湿论治汗证医案两则

汗证是指由于阴阳失调、营卫不和、腠理不固而引起人体的津液外泄致使全身或局部出汗异常过多为主要症状的一种病证。分为自汗、盗汗、头汗、腋汗、半身汗、手足汗、心胸汗、生理性汗出、病理性汗出。汗证的病因病机一般分为 5 类。肺气不足：肺与皮毛相表里，肺气不足之人，卫表不固，腠理开泄而致自汗；营卫不和：由于体内阴阳的偏盛偏衰，或表虚之人微受风邪，以致营卫不和，卫外失司，而致汗出；阴虚火旺：烦劳过度，亡血失精，或邪热耗阴，以致阴精亏虚，虚火内生，阴津被扰，不能自藏而外泄作汗；邪热郁蒸：由于情志不舒，肝气郁结，肝火偏旺，或嗜食辛辣厚味，或素体湿热偏盛等，以致肝火或湿热内盛，邪热郁蒸，津液外泄而致汗出增多；饮食不节：内以损伤脾胃，或外感湿邪，湿浊中阻，蕴久化热，湿热熏蒸肌表，则可为自汗；上蒸于头，则头汗出；旁达四末则为手足汗出；湿热蕴于肝胆，胆汁随汗液外渍肌肤，则见汗出色黄，而为黄汗；湿热久蕴，阴血已伤，则可为盗汗。临床还多见湿邪引起的汗证，称为湿汗证。湿汗证的形成与脾胃肝胆活动失常有密切关系。脾属阴土而位居中央，既能运化水谷精微，又主人身之气机升降，所以脾虽属阴土但有生生不息健运之能。如因七情内伤，或六淫外侵，或饮食不节，或劳逸过度，都会使脾土受伤，运化功能失常，人体气机的升降也会受到影响，以致湿邪停聚，湿热内停熏蒸继而汗出，此乃是湿热汗形成的主要原因。

1. 化浊利湿治汗证

案例：李某，男，25 岁，2018 年 2 月初诊。患者 2 年前出现盗汗，近 3 个月症状加重，经实验室检查未见明显异常。患者自述睡眠欠佳，多梦易醒，口中黏腻不爽，晨起有口苦，有痰且不易咳出，口干不欲饮水，大便黏滞不爽，小便色黄，纳可但平素饮食不规律，舌淡苔黄腻，脉细滑。四诊和参，辨证为湿热盗汗，治以芳香化浊，燥湿健脾，佐以清热。处方：法半夏 9 g，砂仁 12 g（后下），茯苓 30 g，炒苍术 15 g，厚朴 12 g，藿香 12 g，佩兰 10 g，炒薏苡仁 20 g，茵陈 10 g，黄连 6 g，生白术 30 g，生谷芽 20 g，生麦芽 20 g，车前草 15 g。7 剂，水煎服，每日 1 剂。

二诊：药后患者复诊，自述夜间盗汗大为减少，睡眠好转，大便通畅，小便色黄好转，上方的基础上去黄连，加山药 30 g。续服 14 剂。随访半年无复发。

按语：湿汗之证，重点在于化湿，湿祛则汗自止。在临床之中治疗湿邪所引起的各类疾病都应先化湿，祛湿宜运脾祛湿；湿在上焦宜芳香化湿；湿在中焦宜苦温燥湿；湿在下焦宜淡渗利湿。因湿邪黏滞，治疗的时候宜选用温药，切忌使用大辛大热之品，以免过燥伤阴；湿热搏结者虽应苦寒清热燥湿并重，又不宜过用大苦大寒之味，以免湿邪凝滞不化，或化燥伤阴。这个患者即为非常典型的湿热所致之盗汗。口中黏腻、口渴不欲饮水，尿黄、大便黏滞不爽，苔黄腻、脉细滑皆为湿热内蕴之象，湿热蕴蒸所致汗出。故在治疗时以化浊祛湿清热法，处方选药中以藿朴夏苓汤为主方进行加减，方中藿香、佩兰芳香化湿，厚朴、法半夏、苍术、白术、黄连燥湿健脾，茯苓、炒薏苡仁、车前子淡渗利湿，茵陈清肝利湿，砂仁理气化湿，生谷、麦芽健脾和胃。此方寒温并用，动静结合，虽未用一味止汗之药而使汗止。

2. 宣肺涤痰治疗盗汗

盗汗是指人体阴阳失调，营卫失和所致腠理开合失常，津液外泄，睡中汗出，醒来即止为主要症状的病证。由于肺主皮毛，肺气通于表，主汗孔的开合，故盗汗与肺的功能关系十分密切。肺的气阴不足，肌表不固，汗孔开合失度；或痰湿阻肺，肺气不利，影响汗孔的开合，都可引起盗汗。故治疗盗汗，应以肺为重点。

案例：张某，男，42 岁，2015 年 5 月 12 日初诊。主诉：盗汗 5 个月。患者半年前患胸腺瘤，因不宜手术，予放疗两次，之后出现盗汗，夜间呼吸气促，盗汗明显，晨起湿透被褥，纳寐可，面色萎黄，平时有咳痰，痰白黏腻，腹胀，大便每日 1~2 次，舌淡苔薄，脉弦滑小数。证属肺气阴两伤，痰湿内阻，治以益气扶正，宽胸涤痰，和胃降浊法。药用：太子参 15 g，瓜蒌皮 15 g，半夏 10 g，浙贝母 10 g，郁金 12 g，黛蛤散 12 g（包煎），葶苈子 15 g（包煎），石菖蒲 12 g，旋覆花 9 g（包煎），炒杏仁 9 g，炒薏苡仁 30 g，石见穿 15 g，炒麦芽 30 g，建曲 12 g，炙甘草 8 g，生姜 2 片，竹沥汁 10 mL 为引，14 剂。药后盗汗即止，大便正常，睡眠轻浅，白天困乏，夜间口渴，面色萎黄，爪甲色暗，舌体瘦，舌质淡，苔薄白，脉弦细。肝功能检查轻度异常。

二诊：以上方去黛蛤散、石菖蒲、葶苈子，加丹参 12 g、炒白芍 15 g、炒枣仁 20 g、炒白术 15 g、茯苓 20 g。药后睡眠改善，已无明显不适症状，盗汗之证告愈。

按语：张仲景《伤寒论》中首次提出盗汗之名，并认为盗汗有表、里、虚、实之不同。张景岳在《景岳全书》中指出："自汗、盗汗亦各有阴阳之证，不得谓自汗必属阳虚，盗汗必属阴虚也。"说明盗汗的病机比较复杂，非阴虚所能包括。本案患者盗汗严重，系由于放疗损伤而引起，伴有呼吸气促，肺气阴两伤，痰湿内蕴，肺失宣降，汗孔开合失司而致盗汗，治疗应以补益肺气、化痰开胸为主。方用太子参、炙甘草补肺益气；瓜蒌皮、半夏、浙贝母、郁金、石菖蒲、葶苈子宽胸化痰散结；旋覆花、炒杏仁降肺气；炒薏苡仁、石见穿祛湿活血消瘀；炒麦芽、建曲、生姜健脾消食和胃；黛蛤散清肝肺之热，降逆平喘促。全方针对盗汗的病机，重在补肺之气阴以敛汗，又祛除痰湿以复肺肃降之职。由于用药中的，故一诊盗汗即告愈。二诊鉴于有肝损伤，故去虎狼之药，加以健脾益气养血之品，以养肝护肝，并巩固疗效。

四、清化痰热治疗胸痹

胸痹是以胸部闷痛，胸痛贯穿背部，喘息不能平卧为主要症状的疾病，多与寒邪内侵、饮食、情绪、劳累、体弱久病等因素有关，心血瘀阻、气滞血瘀、痰浊痹阻、湿热内蕴、寒邪凝滞是其主要病机。目前随着生活条件的提高，伤于饮食、肥甘厚味者不为少见，饮食损伤脾胃，运化失司，聚湿生痰，痰湿痹阻心脉，清阳不展而致胸痹。治以祛湿化痰，通脉宣痹。

案例：杨某，女，54岁，主因胸前区憋闷疼痛2个月于2013年9月6日初诊。患者原有冠心病心绞痛病史，服用硝酸甘油等能缓解，今因阴雨天气而诱发，症见胸前区憋闷疼痛，伴腹胀纳呆，肢体沉重，头昏如蒙，口黏不欲饮，形体丰腴，睡眠欠安，大便黏滞不爽，晨起可见黏稠白痰，舌淡舌体胖，边有齿痕，舌苔黄腻，脉沉滑。证属脾虚湿浊内停，痰湿心脉而发心痛。治以化湿清热涤痰，宽胸宣痹。方用小陷胸汤和菖蒲郁金汤加减。药用：黄连8 g，瓜蒌15 g，炒枳实15 g，半夏10 g，荷叶12 g（后下），藿梗12 g（后下），陈皮12 g，石菖蒲15 g，郁金12 g，茯苓20 g，竹茹12 g，旋覆花12 g（包煎），7剂。药后胸闷疼减轻，胸闷纳呆亦有改善，仍头昏，肢体沉重，口黏而苦，舌脉同前。继以上方，加川芎12 g、薤白12 g。14剂，水煎服。药后胸闷疼痛已明显减轻，头昏、肢体沉重亦减，舌红体胖，苔薄白略腻，脉沉滑。此为痰湿已化，胸阳复展，但脾胃功能尚需恢复，上方去黄连，加炒苍、白术各12 g，太子参12 g，14剂。药后胸痛未作，诸症消失。

按语：本案患者形体丰腴，为痰湿体质，原有冠心病，因阴雨天或饮食不节而诱发心痛。舌苔脉象又有痰郁化热之象，故辨证为痰湿内阻，阻滞心脉所致，宜化湿清热涤痰，宽胸宣痹。用小陷胸汤和菖蒲郁金汤加减。药以黄连、瓜蒌清化痰热；石菖蒲、竹茹、郁金化痰解郁散结以宽胸；荷叶、藿梗芳香化湿；炒枳实、半夏、陈皮、茯苓、旋覆花健脾和胃祛湿。诸药以化痰湿、祛痰热为中心，辅以宽胸散结，健脾祛湿，使痰湿化解，胸阳舒展，气机通利，胸痛方获缓解。

五、和胃祛湿化浊治疗胃心痛

心与胃功能相连，因胃功能失调导致浊气上逆而引发的心痛称为胃心痛。胃心痛虽病在心，但由胃的病变而引起。其症可见胸闷，胃痛，呈憋闷胀痛，或钝痛及剧痛，伴恶心欲吐，食后加重，嗳气吞酸，舌淡或晦暗，脉沉细小滑或沉迟；或胃中灼热隐痛，知饥纳少，疼时伴出冷汗，持续半小时以上，舌红少津，脉细数无力。胃心痛相当于冠心病心绞痛兼有胃的病症。胃主收纳，腐熟水谷，化生气血，上输以养心。如胃的功能失常，化源不足则气血亏虚，心失所养，从而出现心痛，心悸怔忡等；忧思过度则伤脾胃，"思则气结"气结于中，胃失和降，心神扰乱，气血运行受阻，可引发心痛；过食肥甘厚味，内生湿热，痰湿内停，心脉瘀阻可发为心痛；饮食过饱，食滞不化，胃胀满疼痛，心受累可引发心痛；胃失和降，浊气上逆，壅阻心脉，也可发生心痛。对于胃心痛的治疗应以和胃降逆为主。

案例：张某，男，56 岁，主因心前区疼痛半年于 2016 年 3 月 12 日初诊。患者素有胃病史，半年前突发心前区疼痛，经检查诊断：急性下壁心肌梗死。经治疗后缓解，但每饮食过饱即出现胸闷疼痛，伴心悸头晕，脘腹胀满，纳呆嗳气，口干口苦不欲饮，大便黏滞不爽，舌暗苔白腻，脉弦缓。此为胃失和降，运化失司，浊气上逆，阻滞心脉所致。治以和胃祛湿，化浊降逆，健脾助运消食。药用：荷叶 12 g（后下），苏梗 12 g（后下），清半夏10 g，茯苓 15 g，竹茹 12 g，炒枳实 12 g，佛手 9 g，太子参 10 g，炒白术10 g，炒谷、麦芽各 15 g，炒神曲 15 g，炙甘草 6 g，莲子心 6 g。药后胸闷疼痛，脘腹胀诸症消失，饮食恢复，食后未再出现胸痛。继以上方加减，3个月后复查，心电图 S-T 段也恢复正常。

按语：本例为胃心痛案，因胃功能失调导致浊气上逆而引发的心痛称为胃心痛。患者素有胃病史，心前区疼痛发作伴心悸头晕，脘腹胀满，嗳气，并于食后加重，证属胃失和降，浊气上逆，脾失健运，影响心窍所致，故属于胃心痛范畴。胃心痛虽病在心，但由胃的病变而引起，治疗应以和胃降逆、健脾助运为主。方以荷叶、苏梗芳化湿浊；半夏、茯苓、竹茹、白术和胃健脾祛湿；炒枳实、炒谷麦芽、炒神曲、佛手理气消导，引浊气下行；莲子心清心安神；太子参、白术、茯苓健脾益气以培本。药后浊气下降，饮食消导，气机调畅，则心神安宁，心痛之证亦随之消失。

六、健脾除湿治疗脾心痛

脾胃属土，心属火，心与脾胃乃母子关系，若子病及母或子盗母气，均可因脾胃之失调而波及心脏。脾胃主运化水液和精微物质，若饮食失常，损伤脾胃，则水液停留为湿，湿浊入脉，凝聚为痰，痰浊在血，与血中的异常代谢产物搏结则产生血瘀。湿、浊、痰、瘀等异常代谢产物阻塞脉道而形成高血脂，进而导致冠心病。因此，饮食失常是血脂代谢异常、冠心病发生的原因，其中脾胃失调是根本，湿浊是源头，痰浊是过渡，痰瘀是关键，所以，路志正教授认为治疗冠心病不能仅着眼于心脏本身，依据"不通则痛"

的道理而简单地以攻逐、破散、疏通，而应从源头抓起，辨证求因，审因论治。主张从湿、浊、痰、瘀论治冠心病，标本兼治，重在治本。《医贯》指出："气郁而湿滞，湿滞而成热，热郁而成痰，痰滞而血不行。"湿聚生浊，浊留变为痰、痰阻成瘀，瘀又能生湿、变浊、化痰，四者互为因果，相兼为病，影响气血运行，导致冠心病的发生。

案例：刘某，女，58 岁，主因心前区阵发性疼痛 1 年于 2012 年 10 月 12 日初诊。患者于 1 年前突发心前区疼痛，经当地医院检查诊为冠心病心绞痛，曾用硝酸异山梨酯及中成药治疗，一时缓解，但时有复发。刻下：患者心前区隐痛，胸闷，每于劳累后加重，每天发作 1～2 次，每次约 3 分钟，含服硝酸甘油可缓解，伴见心悸、胸闷、气短、倦怠乏力、失眠多梦、脘痞腹胀、纳呆食少、大便溏薄、面色萎黄、舌淡胖有齿痕、苔薄白、脉沉细小弦、重取无力，心电图呈 ST-T 改变，24 小时动态心电图见 T 波改变。西医诊断为冠心病劳累性心绞痛；中医诊断为胸痹心痛，证属心脾两虚，中气不足，湿阻血脉。治以健脾益气除湿法，药用：太子参 15 g，炒白术 10 g，炒苍术 15 g，云茯苓 12 g，陈皮 9 g，砂仁 6 g（后下），广木香 3 g，枳实 10 g，生黄芪 20 g，益智仁 12 g，丹参 12 g，当归 9 g，炒枣仁 12 g，7 剂，水煎服。药后胸痛次数减少，程度减轻，自觉体力有增，食欲增加，便溏消失，舌淡红苔薄白，脉沉细，重取无力。上方再进。三诊后胸痛明显减轻，劳累时偶有发作，休息后迅速缓解，已停服硝酸甘油片。心悸、胸闷、气短、失眠皆除，上方去炒枣仁。服药至 21 剂，胸痛未作，劳作后亦未发作，又服药至 28 剂，诸症消失，复查心电图大致正常。为巩固疗效，以上配成丸药继服。

按语：患者冠心病心绞痛伴有脾虚症状，故以脾心痛论治。方用理中汤合补中益气汤加减治疗。方中太子参、黄芪补益中气；苍术、白术、砂仁、木香、陈皮、枳实健脾祛湿，和胃化滞；茯苓淡渗利湿；丹参、当归活血养血；益智仁祛湿收敛；炒枣仁养心安神。诸药健脾益气除湿，活血养心，治病求本，不惟治心而心痛自愈。

七、温胆化痰宁心治疗胆心痛

胆的功能失调影响于心所致的心痛称为胆心痛。此病虽在心，实则由胆所引起。胆气郁阻，影响于心致心脉痹阻，发为胆心痛。胆心痛临床除见心痛症状外，还可伴见胆经的症状，心痛彻背，背痛彻心，胸背拘急，或胸胁痛，痛引肩背，色苍白，惊恐不安，冷汗自出，或耳鸣头晕、五心烦热，舌质红，苔薄黄，脉弦数。胆心痛相当于冠心病心绞痛的部分症状兼有胆经证候。

胆心痛的辨证，重点在于辨别虚实，其虚者系胆气虚怯，心神失养，症状表现为心痛伴心悸易惊，坐卧不安；实者则因胆气郁结，胆火内扰，痰瘀互结所致，心痛伴心情抑郁，嗳气太息；胆火内扰者，心痛伴灼热，烦躁易怒；痰瘀互结者，症状特点为胸闷刺痛，呕吐痰涎。治疗上可采取温胆安神、清胆宁心、利胆舒心、化痰通络等方法。抓住治胆病是治疗本病的关键。

案例：魏某，女，57岁，主因心悸、心前区憋闷1个月于2017年3月初诊。患者因财务工作出现一些问题而情绪不舒，近1个月来常感心悸，心前区憋闷疼痛，善恐易惊，坐卧不宁，整天闭门不出，神疲乏力，头晕气短，纳呆，睡眠多梦易醒，大便黏滞不畅，口黏，舌淡苔薄腻，脉弦细。经查心电图，运动试验，心脏彩超，诊断为：冠心病心绞痛。中医辨证：情志不遂，心胆虚怯，痰浊内停，心脉痹阻而发胆心痛。治以温胆安神，化痰宁心。处方：茯神10g，炒枳实10g，竹茹10g，陈皮12g，太子参12g，丹参12g，百合10g，茯神20g，炒枣仁20g，合欢皮15g，柴胡9g，生龙骨20g（先煎），郁金10g，7剂，水煎服。药后心痛发作次数减少，继用7剂，心痛发作控制，心烦易惊，头晕气短，睡眠多梦症状好转，继守方1个月，心绞痛未在发作。

本案心痛伴有善恐易惊，坐卧、睡眠不宁，纳呆，大便黏滞，属于胆心痛心胆气虚型，故治以益气养血，温胆安神，化痰宁心。药用太子参、百合、丹参补气养血活血；茯神、炒枣仁、合欢花、茯神安神定志；生龙骨重镇安神；柴胡、郁金、枳实和解少阳；竹茹、陈皮化痰健脾。诸药益气养血活血以推动血液运行，宁胆镇静、化痰安神以收敛神志。故药后心痛之症得到很好的控制。

八、补脾益肺化痰治疗肺心痛

肺心痛乃肺的功能障碍，导致心血运行不畅，心脉痹阻引起的心痛。其病在心，根源在于肺。其症状可见阵发性心前区疼痛，气短乏力，劳累后疼痛加重，咳喘时作，自汗，舌体胖大、舌边有瘀斑，脉细滑结代。相当于冠心病心绞痛的部分症状兼有肺的证候。

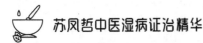

肺心痛系肺病及心，或心肺同病，心血不畅由肺功能失调而诱发。临床辨证重在明确心肺同病，心痛为标，肺气不利为本。肺心痛发病前一般都有肺病史。常常肺病在前，心痛在后，或心痛与肺的症状同时出现。心肺位于胸中，有赖胸阳的温煦，又容易感受寒邪，损伤心肺之阳，导滞寒凝血瘀而引发心痛。要注重分辨寒热，弄清是肺寒还是肺热，还要分辨是单纯肺气虚，还是痰湿盛，或者气虚痰阻，虚实夹杂，这样才能更好地把握病证，准确施治。

案例：王某，男，65 岁，主因咳嗽、胸前区疼痛 1 个月于 2018 年 3 月 15 日初诊。患者于 1 个月前患感冒，出现发热、咳嗽、咯痰等症状，伴心前区疼痛，遂来医院住院治疗，既往患高血压 10 余年，2 年前因冠心病行 PCI 术，本次因感冒后心前区疼痛复发，入院后检查示肺部感染，经治疗后发热咳嗽均缓解，请中医会诊，症见：胸闷疼痛，干咳，腹胀，双下肢浮肿，纳可，寐安，咽部有痰，大便黏滞不爽，口唇紫暗，舌体胖，舌质暗滞，苔薄，急躁易怒，脉沉弦滑尺弱。证属脾胃虚弱，肺气不降，痰湿阻肺，血脉瘀阻而致心痛。治以健脾益气，宣肺止咳化痰，通血脉宁心。处方：太子参 12 g，麦冬 10 g，炒白术 15 g，茯苓 20 g，枇杷叶 12 g，紫菀 12 g，桔梗 10 g，郁金 12 g，陈皮 12 g，清半夏 10 g，炒麦芽 30 g，炒神曲 12 g，茵陈 12 g，炒苏子 12 g，炒枳壳 12 g，竹沥汁 20 mL 为引。7 剂，水煎服。

二诊：药后心前区疼痛缓解，干咳减轻，胸闷气短症亦见缓解，食后腹胀也有减轻。上方减紫菀、枇杷叶，加娑罗子 12 g、醋元胡 15 g、大腹皮 12 g，14 剂，水煎服。

三诊：药后心前区疼痛未见发作，胸闷气短也已缓解，干咳消失，仍大便不畅，上方加火麻仁 15 g、瓜蒌 15 g，14 剂，水煎服。药后大便通畅，诸症已不明显，继以上方巩固。

按语：本案患者有冠心病病史 2 年，本次因感冒后复发，症见干咳伴胸前区憋闷疼痛，辨证属于肺心痛。治以健脾益气，宣肺止咳化痰，通血脉宁心。以太子参、麦冬益气养阴；枇杷叶清肺热；紫菀、桔梗、炒苏子、郁金宣肺降气化痰；茵陈清肺、肝之热；竹沥汁化痰降浊；清半夏、炒麦芽、炒神曲、炒枳壳、炙甘草和胃降逆，健脾消食助运以除生痰之源。诸药健脾祛湿调理脾胃升降，以绝生痰之源，清肺化痰疏肝，以疏通血脉。药后咳嗽平，痰湿祛，血脉通，则胸闷心痛之症随之而解。

九、补脾祛湿益肾治疗肾心痛

"肾心痛"始见于《内经·灵枢·厥病》篇，提出："厥心痛，与背相控，善瘛，如从后触其心，伛偻者，肾心病也"。因肾的阴阳虚损，致心失于濡养和温煦，心脉痹阻引起的心痛，称之为"肾心痛"。其病位在心，病本在肾。证见心痛彻背，背痛彻心，胸背拘急，畏寒肢冷，腰膝酸软，伛偻不伸，足跗浮肿；或面色苍白，惊恐不安，冷汗自出，舌体胖，质淡，或紫暗有瘀点，苔白滑润；脉沉涩、细弱或结代，或头晕耳鸣，咽干，腰酸，五心烦热，夜热盗汗，舌红苔少，或有裂纹，脉沉细小数，或虚大无力。肾心痛相当于冠心病心绞痛兼有肾虚的证候。肾心痛其病位在心，病本在肾，本虚标实，虚实夹杂。由于肾气源于后天之本的不断补充，脾胃虚弱久之形成肾虚，脾肾亏虚往往并存，故补肾不要忘记补脾，脾肾俱虚也是发生肾心痛的常见原因，治应脾肾同调。

案例：张某，女，61 岁，主因胸闷、阵发性胸痛、乏力 1 年于 2015 年 3 月初诊。患者于 1 年前因受寒冷刺激，出现胸部憋闷疼痛，放射至左臂内侧，剧痛难忍，伴窒息感，数分钟后疼痛自行缓解，但周身大汗，去医院诊治，确诊为冠心病心绞痛，给予硝酸异山梨酯、硝苯地平等治疗，症状缓解。此后胸痛连及后背等证间断性发作，伴有面部及下肢浮肿，便溏，恶寒肢冷等证。2015 年春节后胸痛发作而住院治疗，经中西医诊治疼痛缓解，患者求治中医。症见：神疲乏力，精神萎靡，面部虚浮，腰酸乏力，心悸短气，阵发胸部憋闷，四末欠温，大便稀溏，小便频，尿少，舌红质胖、苔白腻有齿痕，脉沉细或小数。心电图示：下壁心肌梗死。诊断为冠心病心肌梗死；心绞痛。中医辨证：脾肾阳虚，水饮上犯，心脉瘀阻。治以温脾补肾，祛湿利水，活血通脉。真武汤合四君子汤加减：制附子 6 g（先煎），干姜 15 g，炒白术 10 g，太子参 12 g，茯苓 20 g，丹参 15 g，川芎 9 g，巴戟天 15 g，鹿角霜 12 g，檀香 6 g（后下）。川牛膝 20 g，7 剂，水煎服。患者服上方后，胸痛发作次数明显减少，怯冷减轻，浮肿消退大半，法契病机，守法不更，继服上方。后在上方基础上加减进退，用西洋参、黄芪、当归、泽兰、杜仲、狗脊等药。共服 70 余剂，诸证明显减轻，心绞痛未再发作。

按语：本案冠心病心绞痛伴有脾肾虚症状，归于"肾心痛"范畴。治以温脾补肾，祛湿利水，活血通脉。方取真武汤合四君子汤加减。方中制附子、巴戟天、鹿角霜、川牛膝温补肾阳；干姜温阳健脾；炒白术、太子参、

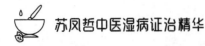

茯苓补脾益气；丹参、川芎活血化瘀；檀香行气活血。全方温阳补肾，补脾益气，活血通脉，肾虚心痛症状得以缓解。

第三节　脾胃病医案

一、胃脘痛医案二则

胃痛，又称之为胃脘痛，是由于脾胃受损，气血不调所引起的胃脘部的疼痛。"胃脘痛"之名最早见于《内经》，同时提出胃脘痛的发生与肝、脾有关，但唐宋以前文献多将胃脘痛与心痛相混淆。直至金元时代《兰室秘藏》首立"胃脘痛"一门，将胃脘痛的证候、病因、病机和治法与心痛明确区分开来，胃痛成为独立的病证。胃痛以各种性状的胃脘部位的疼痛为主症，脾胃纳化失常为病因，多兼见胃脘部痞满、胀闷、嗳气、吐酸、纳呆、胁胀、腹胀、大便溏薄等症。本病辨证，主要是辨缓急、寒热虚实、气血。治疗上应突出以调理脾胃气血，恢复脾胃升清降浊、纳化水谷的功能为主要治则，兼顾疏肝理气、活血化瘀、清解郁热等。

1. 健脾祛湿治疗胃脘痛

案例：梁某，男，48岁，2019年11月13日来诊。主诉胃脘疼痛，胃胀2年。刻下症见：胃脘疼痛不适，胃胀，晨起加重，无反酸烧心，进食后胃胀、胃痛症状加重，大便干燥，睡眠差，多梦。舌红、苔腻微黄，脉弦数。胃镜提示糜烂性胃炎、Hp阳性。既往有高血压、糖尿病病史。中医辨证为脾胃不和，脾虚湿困证，处以调和脾胃，健脾益气祛湿之法。处方如下：法半夏10 g，砂仁10 g（后下），山药30 g，干姜10 g，蒲公英15 g，生白术30 g，黄芪40 g，合欢皮20 g，瓜蒌30 g，炒酸枣仁30 g，茯神30 g，生龙齿20 g（先煎），茯苓30 g，泽泻20 g，虎杖15 g，补骨脂12 g。

二诊：11月20日，药后胃痛好转，仍有胃胀，排便仍不畅，上方去泽泻、虎杖，加佛手12 g，酒苁蓉30 g。

三诊：11月27日，无明显胃痛，大便通畅，首方去蒲公英、生白术、泽泻、虎杖，加黄芩12 g、将厚朴12 g、炒白术20 g、木香12 g。

按语：脾胃位居人体中焦，脾运胃纳相互依赖，脾胃一升一降，具有升清降浊的作用。脾脏喜润恶燥，胃腑喜燥恶润，湿邪为病最易侵袭脾胃，影响水液的运化输布，在体内停湿成痰成饮。胃痛胃胀为脾胃气机不和的表现，脾胃虚弱，运化无权，则进食胃胀、胃痛加剧。脾胃运化无力，则大便干燥难以排出。舌红、苔腻、脉弦数提示患者有湿郁化热之象。故处方以法半夏燥湿降逆，砂仁醒脾开胃，调畅气机，二者共奏调和脾胃之功，黄芪、山药、生白术健脾益气燥湿。湿为阴邪，非温不化，故配以干姜温脾胃而化湿，补骨脂温肾而化湿，茯苓、泽泻祛湿健脾，辅以蒲公英、虎杖祛湿郁之热，兼有利水之功。合欢皮疏肝而安神，酸枣仁、茯神养心安神，生龙齿重镇安神。全方健脾益气祛湿，调和脾胃，针对患者病机，故能较快取得疗效。

2. 通腑泄浊、清湿热治疗胃脘痛

案例：孔某，女，2019 年 9 月 18 日来诊。主诉胃胀痛、腹胀 1 年。患者患有非萎缩性胃炎，糜烂出血，肠化生，胃胀痛，腹胀，大便 2～3 天行一次，睡眠不佳，舌红苔薄，脉弦细。中医辨证为胃脘痛，脾胃不和，湿热蕴结肠腑，肝气不畅证，治以调和脾胃，通腑泄浊，疏肝理气。处方如下：法半夏 10 g，砂仁 12 g（后下），木香 12 g，干姜 10 g，蒲公英 15 g，黄芩 10 g，生白术 30 g，炒枳实 15 g，瓜蒌 30 g，虎杖 15 g，合欢皮 20 g，炒酸枣仁 30 g，茯神 30 g，炒麦芽 20 g，茵陈 15 g，香附 12 g。药后患者胃胀痛大减，大便通畅，睡眠好转，上方加减调理则愈。

按语：胃脘胀满疼痛多为脾胃气机失和、肝气失于疏泄所致。脾主运化水湿，脾胃失调则湿浊内阻。方中半夏、砂仁、木香辛温燥湿，调畅脾胃气机，蒲公英、黄芩清理肠道湿热，重用白术，伍以枳实、虎杖通腑泄浊，炒麦芽升发肝气，茵陈、香附清利肝胆湿热，条达肝经，合欢皮、酸枣仁、茯神宁心安神。全方既针对胃腑喜燥恶润的病机，又兼顾胃主通降的特性，同时调畅肝气，宁心安神，故诸证能较快缓解。

二、温脾祛湿治疗腹痛

腹痛是指胃脘以下，耻骨毛际以上部位发生疼痛为主要表现的一种病证。腹痛疼痛范围可以较广，也可局限在大腹、胁腹、少腹或小腹。疼痛性质可表现为隐痛、胀痛、冷痛、灼痛、绞痛、刺痛等。《内经》最早提出腹痛的病名，指出寒邪、热邪客于肠胃可引起腹痛，如《素问·举痛论》曰："寒气客于肠胃之间，膜原之下，血不得散，小络引急，故痛……热气留于小肠，肠中痛，瘅热焦渴，则坚干不得出，故痛而闭不通矣。"并提出腹痛的发生与脾胃大小肠等脏腑有关。《金匮要略·腹满寒疝宿食病脉证治》对腹痛的病因病机和症状论述颇详，并提出了虚证和实证的辨证要点。《古今医鉴》则针对各种病因提出了不同治法，如"是寒则温之，是热则清之，是痰则化之，是血则散之，是虫则杀之"。王清任、唐容川等提出了瘀血腹痛，并确定行之有效的方剂论治。本病病因多为寒、热、虚、实、气滞、血瘀六个方面，影响脾胃运化，造成湿邪内停，病机多为脏腑气机阻滞，气血运行不畅，导致脾胃升降失司，湿浊内停肠腑，不通则痛，或为脏腑经脉失养，不荣则痛，但其间常常相互联系，相互影响，相因为病，或相兼为病，病变复杂。

案例：崔某，男，3岁11个月，于2019年7月31日就诊。主诉腹痛1天。患者1天前进食生冷水果后出现上腹部疼痛，伴有肚脐周围疼痛，大便稀，每日3~4次，偶有咳嗽，咽痛，纳差，舌淡苔白，脉濡细。辨证为脾胃虚寒，脾虚湿盛。治以健脾祛湿，温补脾胃之法。处方如下：荷叶12 g，麸炒苍术12 g，麸炒白术12 g，山药12 g，石斛15 g，煨肉豆蔻12 g，茯苓15 g，陈皮12 g，高良姜10 g，蒲公英12 g，蜜桑白皮12 g，知母12 g。7剂，水煎服。药后腹痛消失，咳嗽、咽痛诸症亦减轻。继以上法调理。

按语：本案腹痛伴有大便稀，咳嗽，咽痛，纳差，舌淡苔白，脉濡细，证属脾胃虚寒，脾虚湿盛，故治以健脾祛湿，温补脾胃法。方中炒苍术、炒白术性温燥，茯苓淡渗，三者善于健脾祛湿，是临床上常用的健脾祛湿的药对。高良姜、肉豆蔻温补脾肾，治疗脾胃虚寒之泄泻。荷叶升清降浊，调畅中焦气机，合茯苓利水渗湿止泻。山药、陈皮健脾益气化痰，蒲公英、蜜桑白皮、知母清肺热，养肺阴。服药3剂后腹痛消失，大便成形，仍有咳嗽，继续以清肺热，健脾化痰治疗而愈。

三、湿秘医案二则

湿秘，因湿而致便秘者也。此说早在《内经》就有论述，《素问·至真要大论》曰："太阴司天，湿淫所胜，则沉阴且布，雨变枯槁。胕肿骨痛阴痹……时眩，大便难。"宋代·严用和在《济生方·大便》中提出湿秘之名，"夫五秘者，风秘、气秘、湿秘、寒秘、热秘是也"。明代诸家进一步明确了湿秘的病机，如明·徐春甫在《古今医统大全》中曰："湿秘者，湿热蕴结，津液不行而秘涩也。"说明湿秘主要是湿阻气滞，气推动无力而致便秘。明·张景岳在《景岳全书·杂证谟》又曰："再若湿秘之说，则湿岂能秘，但湿之不化，由气之不行耳，气之不行，即虚秘也，亦阴结也。"张景岳进一步道出湿秘的病机和特点。脾胃虚，气化失司，升清降浊功能失常，湿气内存，阻滞肠道气机，大肠运化推动无力，致大便排出不畅或排便困难。

湿秘之证，重在"湿"字。《素问·阴阳应象大论》曰："湿胜则濡泄"，后世又有"无湿不成泄"之说。说明湿气重大便稀溏者多见，然湿是把双刃剑，即可致泄又可致便秘，因为湿还有"重浊""黏滞"的特点，湿邪黏附在肠壁，阻滞气机，可导致大便艰难不下。其特征是大便黏滞，虽虚责努力而大便难下，大便不是干而是黏稠，虽有便意，但排出困难，或量少不畅，且肛门周围手纸不易擦净。这是湿秘的症状特点，与大便干结如球之便秘迥异。

湿秘因于湿与气，必先有脾虚（气虚）生湿，然后出现排便困难。除便秘外，还有面色萎黄、神疲乏力、肢体困重、胸闷腹胀、纳食不香、口渴不欲饮、舌苔白腻、脉濡等症状。湿气内重，影响水谷精微的吸收运化，导致气血津液生成障碍，可出现湿胜阴虚的证候，此候常伴有口干舌燥、五心烦热、尿赤、汗多、舌红少苔、脉细数等，便秘遂加重。湿秘出自肠道，根在脾胃，湿秘的治疗，在于祛湿、调气。祛湿之法，当集化湿、燥湿、渗湿为一体。以调脾为先，不可图一时之快而妄用攻下。正如朱丹溪所说："如妄用峻利药逐之，则津液走，气血耗，虽暂通而即秘矣。"今将湿秘治疗的医案两则予以总结。

1. 健脾和胃祛湿治疗便秘

案例：何某，女，51 岁，2019 年 1 月 17 日来诊。主诉大便黏滞不畅，排便困难 2 个月。刻下症见：大便黏滞，排便困难，时有腹胀，爱生气，睡眠差，易醒，舌红苔黄，脉弦滑。辨证为腑气不通，湿浊内蕴，肝火扰神证，治以通腑降气，健脾祛湿，清肝祛火，解郁安神。处方如下：法半夏 10 g，瓜蒌 30 g，生白术 60 g，麸炒枳实 15 g，姜厚朴 10 g，砂仁 12 g（后下），木香 12 g，醋香附 12 g，郁金 15 g，合欢皮 20 g，炒酸枣仁 30 g，茯神 30 g，炒栀子 12 g，川芎 12 g，生龙骨 20 g，虎杖 20 g。

二诊：1 月 24 日，服药后大便较前通畅，腹胀减轻，睡眠好转。上方减炒栀子、生龙骨，加陈皮 12 g、生龙齿 20 g。

按语：便秘虽为胃肠病症，但却涉及五脏。若脾胃不和，湿蕴肠腑，心气不足，肺气不降，肝气不调，肝肾虚损，均会引起便秘的情况。在临床治疗便秘时喜用五脏通便法治疗便秘。临证重用白术 30 ~ 100 g，泄浊通腑，健脾祛湿，配合枳实，理气降气，亦有枳术丸之意。方中瓜蒌降气化痰，治疗肺气不降引起的便秘，半夏、厚朴降气消胀，砂仁、木香和脾胃，温燥祛湿，共奏调和脾胃、祛湿化痰之效，香附疏肝理气，郁金、炒栀子清肝火，合欢皮解郁安神，辅以酸枣仁、茯神养心安神。全方调脾疏肝，健脾祛湿，降气通腑，升降相因，动静结合，谨遵路老重脾胃调五脏六腑"持中央、运四旁、怡情志、调升降、顾润燥，纳化常"的十八字诀，故能较快取得疗效。

2. 理气健脾、通腑泄浊治疗便秘

案例：孙某，男，81岁，主诉大便不畅1年于2019年1月16日来诊。患者既往有胃癌病史，现症见大便不畅，排便困难，量少，腹胀，小便浑浊，乏力，活动后气喘，食欲不佳，舌红少苔，脉沉细。辨证为腑气不通，脾胃气虚，推动无力，治以通腑降气，补益脾胃，理气健脾。处方如下：法半夏10 g，姜厚朴10 g，砂仁12 g（后下），生白术60 g，麸炒枳实15 g，瓜蒌30 g，木香12 g，山药30 g，虎杖15 g，川牛膝20 g，干姜8 g，生黄芪40 g，肉苁蓉30 g，炒柏子仁20 g，芒硝6 g（后下），全蝎5 g。

按语：本案患者排便不畅一年，既往有胃癌病史，虽经治疗，仍有排便不畅，量少而排出困难，伴有乏力气喘，食欲不振，腹胀症状。证属脾胃虚弱，推动力减，腑气不通所致。故重用生白术60 g，燥湿健脾益气；瓜蒌降肺气通便；虎杖清肝经湿热而通便；肉苁蓉补肾通便；芒硝咸寒软坚通便；另外柏子仁养心通便，谓之五脏通便法。重用生黄芪合山药健脾益气，法半夏、姜厚朴、砂仁理气，温燥，化湿和胃健脾。全方以通降祛湿为主，降中有升，升降相合，恢复中焦气机，故大便可通。

四、泄泻医案二则

泄泻是以排便次数增多，粪质稀溏或完谷不化，甚至泻出如水样的为主症的病证。多由于脾胃运化失职，湿邪内盛所致。古代一般将大便溏薄而势缓者称为泄，大便清稀如水而势急者称为泻，但临床难以截然分开，故一般统称为泄泻。本病首见于《内经》，并对其病因病机进行了详细的论述，如《素问·阴阳应象大论》有："湿盛则濡泄""春伤于风，夏生飧泄"，指出风、寒、湿、热皆可致泻，并有长夏多发的特点。同时指出了病变部位在脾胃、大肠、小肠，为后世认识本病奠定了基础。后世对本病认识多有发挥，《景岳全书·泄泻》："凡泄泻之病，多由于水谷不分，故以利水为上策"，提出分利之法治疗泄泻，但分利之法不可滥用，否则越利越虚。李中梓在《医宗必读·泄泻》对泄泻的治法进行了进一步概括，提出了著名的治泻九法，即淡渗、升提、清凉、疏利、甘缓、酸收、燥脾、温肾、固涩，具有较高的临床实用价值。泄泻的主要病机为脾虚湿盛，兼有肾虚。病位主要在脾胃和大小肠。治疗主要原则为健脾化湿，兼以温补脾肾。急性暴泻多以湿盛为主，侧重化湿运脾，慢性久泻以脾虚为主，以健运脾胃为主，兼以抑肝扶脾，补火暖土。

1. 疏肝健脾祛湿治疗泄泻

案例：韩某，女，45 岁，2016 年 6 月 22 日来诊。主诉大便稀溏 5 年。刻下症见：大便稀溏，腹胀，两胁胀，急躁，乏力，月经减少，行经 3~4 天，舌淡边稍有齿痕，有时咳嗽，睡眠易醒。辨证为肝郁气滞，脾胃不和，肝肾亏虚证。治以疏肝解郁，健脾祛湿，补肝肾宁心之法。处方如下：八月札 15 g，香附 12 g，佛手 12 g，炒白芍 12 g，茵陈 15 g，法半夏 10 g，厚朴 12 g，砂仁 12 g（后下），炮姜 12 g，合欢皮 20 g，酸枣仁 30 g，生山药 20 g，肉豆蔻 12 g，女贞子 15 g，元胡 15 g，陈皮 12 g。7 剂，水煎服。

二诊：2016 年 6 月 29 日，药后两胁下、胃脘仍胀，大便稀溏，睡眠不好。上方去炒白芍、女贞子，加木香 12 g、生龙齿 20 g、炒白术 15 g。药后大便稀溏、胃胀及两胁胀均有好转，睡眠改善。继以上法调理两周，诸症告愈。

按语：泄泻一病，总属脾虚湿盛，脾胃不和，也有肝克脾土者，其代表方剂为痛泻要方。本例患者，两胁胀痛，急躁易怒，乃肝气郁滞之象。肝气郁滞，则肝气失于条达，肝木克土，则腹胀，大便稀溏，方中八月札、香附、佛手疏肝理气解郁，恢复肝气之条达，炒白术、炒白芍、陈皮疏肝健脾，抑木扶土，取痛泻要方治义，而法半夏、厚朴、砂仁、炮姜理气健脾祛湿，针对泄泻之根本。乏力、月经量少乃肝肾亏虚之象，肉豆蔻温肾暖土，女贞子补益肝肾。合欢皮、酸枣仁宁心安神。全方既针对泄泻之因，又针对在泄泻之根本病机，调和肝脾，理气消胀祛湿，宁心安神，故能取得速效。

2. 温补脾肾祛湿治疗泄泻

案例：董某，女，31 岁，2016 年 7 月 21 日就诊。主诉大便稀溏 1 年。刻下症见：大便稀溏，腰酸乏力，睡眠不好，月经不调，身体沉重，犯困，手心发热，舌红苔白腻，脉沉细。辨证为脾肾阳虚，湿浊内蕴，心神失养。治以温补脾肾，祛湿化浊，宁心安神。处方如下：太子参 15 g，女贞子

15 g，补骨脂 12 g，茯苓 30 g，泽泻 30 g，川牛膝 30 g，炒杜仲 20 g，合欢皮 20 g，炒酸枣仁 30 g，炮姜 12 g，肉豆蔻 12 g，茵陈 15 g，八月札 15 g，炒苍术 15 g。

二诊：2016 年 8 月 4 日，药后仍大便稀溏，每日 3～4 次，腰酸减，手心发热，舌红苔白腻，脉沉细。处方如下：茵陈 20 g，炒栀子 12 g，太子参 15 g，补骨脂 12 g，知母 8 g，黄柏 8 g，川牛膝 30 g，炒杜仲 20 g，炮姜 12 g，肉豆蔻 12 g，白扁豆 12 g，茯苓 30 g，泽泻 30 g，合欢皮 30 g，酸枣仁 30 g，茯神 30 g，生龙齿 20 g。服药后，大便稀溏好转，次数减少，继续调理旬月而愈。

按语：本案患者大便稀溏伴有腰酸乏力，考虑为脾肾阳不足所致，身体困重，乃阳虚湿浊不化，故初诊方中用女贞子、补骨脂、肉豆蔻、牛膝、杜仲等补肾的药物，辅以茯苓、泽泻等利水祛湿，茵陈、八月札清肝胆湿热，疏利肝胆气机。二诊是患者腰酸乏力减，但仍大便稀溏，手心热，考虑乃是肝肾阴虚，肝经湿热所引起，故二诊以茵陈、炒栀子、知母、黄柏养阴清利湿热之剂，辅以太子参、牛膝、杜仲补肾健脾祛湿，合欢皮、酸枣仁、茯神、生龙齿养心安神定志。故在临证过程中，需审证求因，根据患者的实际情况及用药后的转归，及时调整思路，才能取得最佳疗效。

五、调和脾胃祛湿治疗吐酸

吐酸是指胃中酸水上泛，或口中发酸，又称为泛酸。若随即咽下称为吞酸，若随即吐出称为吐酸。临床有寒热之别，与肝胃关系密切。《素问·至真要大论》"诸呕吐酸，暴注下迫，皆属于热"，认为本病多属于热。《医家心法·吞酸》中载："凡是吞酸，尽属肝母曲直作酸也。河间主热，东垣主寒，毕竟东垣言其因，河间言其化也。盖寒则阳气不舒，阳气不舒则郁而化热，热则酸矣。然亦有不因寒而酸者，尽是水气郁甚，熏蒸湿土而成也，或吞酸或吐酸也。"《寿世保元·吞酸》曰："夫酸者，肝木之味也。由火盛制金，不能平木，则肝木自甚，故为酸也。如饮食热，则易于酸矣，或言吐酸为寒者，误也，乃湿热在胃口上。饮食入胃，被湿热郁遏，食不得化，故作吞酸。如谷肉覆盖在器，湿则易于为酸也。"以上医家，对吐酸属于寒热虽有不同认识，但均认为吐酸与湿密切相关，在临床中要注重健脾祛湿而治疗吐酸一证，取得较好的效果。

案例：桑某，男，主诉吐酸、胃痛 1 年，于 2019 年 12 月 5 日就诊。症见吐酸，晨起夜间加重，胃脘胀满疼痛，腹胀，大便不成形，两日一行，睡眠差，易醒，舌红苔白，脉沉细。辨证为脾胃不和，湿浊内蕴。治以调和脾胃，祛湿抑酸，理气消胀。处方如下：法半夏 10 g，砂仁 12 g（后下），干姜 12 g，蒲公英 15 g，麸炒白术 15 g，麸炒枳实 15 g，黄芩 12 g，肉豆蔻 6 g，煅瓦楞子 20 g（包煎），麸炒苍术 15 g，炙黄芪 20 g，茯苓 30 g，合欢皮 20 g，炒酸枣仁 30 g，大腹皮 15 g。7 剂，水煎服。

二诊：2019 年 12 月 12 日，服药后胃酸好转，胃痛减，仍有胃胀，上方去炒苍术、茯苓，加佛手 12 g、木香 8 g。14 剂，水煎服。药后腹胀除，泛酸未见发作。

按语：吐酸一证，或为寒湿，或为湿热，或为寒热错杂，究其根本，脾虚生湿是也。故方中炙黄芪、茯苓补脾益气祛湿，法半夏、砂仁调脾胃，降逆理气祛湿，炒苍术燥湿，炒白术、炒枳实理气消痞，干姜、肉豆蔻温补脾胃，健脾止泻。黄芩、瓦楞子、蒲公英清泄肝胃郁热，又干姜、黄芩、蒲公英辛开苦降、抑酸止痛，是临床常用的制酸药物组合。全方标本兼治，消补兼施，故能取得速效。

六、健脾祛湿、清肝宁心治疗腹胀

腹胀是指胃脘以下，耻骨毛际以上部位发生胀满为主要表现的一种脾胃病证。腹胀范围可以较广，可以是全腹胀满，也可局限在大腹、胁腹、少腹或小腹。腹胀一般分为虚胀和实胀。《金匮要略·腹满寒疝宿食病脉证治第十》载："病者腹满，按之不痛为虚，痛者为实，可下之""腹胀时减复如故，此为寒，当与温药""腹满不减，减不足言，须当下之，宜大承气汤""腹满，口舌干燥，此肠胃间有水气，防己椒苈丸主之"。提出了虚实腹满，以及水饮腹满。《圣济总录》载："论曰脾为仓廪之官，胃为水谷之海，脾气虚弱，宿寒留滞，胃受水谷，不能磨化，故令胀满。"认为脾气虚也可以导致腹满。在临床过程中，发现湿邪是导致腹胀满的重要原因，故在辨证基础上，加以祛湿药物，疗效更捷。

案例：张某，女，27 岁，主诉腹胀多年于 2019 年 6 月 11 日就诊。症见腹部胀满，小腹痛，食欲不振，打嗝，反酸，大便黏滞不爽，近日头晕，头痛，失眠多梦，易醒，舌红苔白，脉弦。辨证为脾胃不和，湿浊上犯，肝火旺，心神不宁。治以调脾胃祛湿，清肝宁心。处方如下：法半夏 10 g，川芎 15 g，天麻 15 g，砂仁 12 g（后下），木香 12 g，高良姜 12 g，蒲公英 15 g，

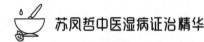

生白术 30 g，麸炒枳实 15 g，生山药 15 g，合欢皮 20 g，炒酸枣仁 30 g，茯神 30 g，川牛膝 30 g，夏枯草 20 g，生赭石 15 g（先煎）。

二诊：2019 年 6 月 18 日，头晕、头痛减，仍有腹胀、大便不畅，仍睡眠不佳。上方去天麻、夏枯草，加虎杖 15 g、炒麦芽 20 g，14 剂，水煎服。药后腹胀减轻，大便通畅，睡眠可，继如上法调理两周而愈。

按语：本例患者腹胀多年，伴有头晕头痛，系肝火上扰所致，故先治头痛，兼调腹胀。综合四诊分析，头痛一证，既有肝火，又有湿浊，故清肝与健脾祛湿并用。方取半夏白术天麻汤之义，方中半夏燥湿化痰，降逆止呕，天麻平肝息风而止头晕，川芎止一切头痛，头痛必用川芎，白术运脾燥湿，茯苓健脾渗湿，砂仁、木香醒脾开胃，燥湿理气，夏枯草清肝火，代赭石降逆止呕。二诊时，头晕、头痛已经减轻，故调整治疗思路，以治疗腹胀为主，方中法半夏、砂仁、木香调和脾胃，理气健脾，燥湿开胃，枳实、白术消痞散结，山药健脾益肾，肉苁蓉补肾填精通便，虎杖清肝通便，瓜蒌降肺气通便，合欢皮、炒酸枣仁、茯神养心安神。二诊服药后，腹胀减轻，继续调理而愈。

七、从湿论治口疮二则

口疮是指以口腔内黏膜、舌、唇、齿龈、上腭等处发生溃疡为特征的一种口腔疾患。口疮发生于口唇两侧者，又称燕口疮；满口糜烂，色红作痛者，又称口糜。本病相当于西医学的口炎。任何年龄均可发生，以 2~4 岁的小儿多见；一年四季均可发病。《素问·至真要大论》已有"火气内发，上为口糜"的记载，《诸病源候论·口疮候》亦有"小儿口疮，由血气盛，兼将养过温，心有客热熏上焦，令口生疮也"的论述，指出心经热盛，发生口疮。《圣济总录·口疮》："论曰口疮者，由心脾有热，气冲上焦，熏发口舌，故作疮也，又有胃气弱，谷气少，虚阳上发而为口疮者，不可执一而论，当求所受之本也。"指出本病有虚实之分，实由心脾有热，虚由胃气虚弱所致。根据多年临证经验，口疮一证，急性多有火热上炎，慢性反复不愈多兼夹湿气和脏腑的亏虚，临证当审因辨证论治。

1. 清肝补肾、健脾除湿治疗口疮

案例：李某，女，50 岁，主诉口疮反复发作 1 年于 2016 年 5 月 4 日就诊。症见头晕，头痛，口疮反复 1 年余，上腹胀满，大便稀溏，闭经 10 年，尿频尿急，睡眠不好，入睡难，舌红苔薄，脉弦细。既往有脑梗死病史。中医辨证为肝火上炎，肝肾亏，脾虚湿困，心神不宁。治则：补肝肾，清肝火，健脾除湿安神。处方如下：太子参 12 g，女贞子 15 g，枸杞子 12 g，茵陈 30 g，八月札 15 g，青蒿 12 g，炮姜 10 g，百合 15 g，川芎 12 g，珍珠母 30 g，厚朴 12 g，砂仁 12 g（后下），木香 12 g，炒白术 15 g，合欢皮 20 g，炒枣仁 40 g，木蝴蝶 12 g，山萸肉 20 g。服药后，诸证均有好转，口疮减轻，继续调理旬月余，口疮告愈。

按语：本病患者口疮反复不愈，大便稀溏，腹胀，均为脾胃失和，兼夹湿气之象。伴有头晕头痛，乃肝火上炎之象，患者闭经十年，乃气血亏虚，肝肾不足的表现。故治疗上补肝肾以调体质，药用太子参、女贞子、枸杞子、山萸肉补肾填精，益肝血；茵陈、八月札、青蒿清肝火；厚朴、砂仁、木香、炒白术、炮姜温阳健脾除湿，和胃降逆；酸枣仁、合欢皮、珍珠母宁心安神。全方标本兼治，补虚与清火相结合，调脾胃祛湿。口疮之疾，涉及五脏，故从调理五脏入手，收到较好效果。

2. 清利湿热治疗口疮

案例：郭某，女，30 岁，2016 年 9 月 23 日初诊。近 5 年来反复发作口腔溃疡，稍进食辛辣或工作压力大时或熬夜后发病，曾用抗生素、复合维生素、口腔溃疡贴、康复新液等治疗，一般需要 2 周左右愈合，发作频率为每月 1～2 次，有时此起彼伏，严重时影响进食，长期以来会因此而焦虑，害怕随时发病。诊时见口腔黏膜右侧近下唇有一红豆大小溃疡，舌面左侧有一米粒大小溃疡，疮面红赤、稍肿、灼痛，平素觉心率快，心烦闷，时气短，纳多易饥，食后又觉腹胀，眠不实、梦多，月经延迟 1 周，小便可，大便时干时稀、黏腻不爽，舌红边有齿痕，苔薄黄腻，脉弦细数。既往体健，无过敏史。平素易生痤疮。诊断：顽固性口疮，辨证为：脾胃虚弱、湿热中阻。治疗以清热除湿为主，兼运脾胃。方选甘露消毒丹加减，药用：滑石 20 g，黄芩 10 g，茵陈 12 g，浙贝母 10 g，通草 6 g，连翘 10 g，砂仁 10 g（后下），木蝴蝶 12 g，炒栀子 10 g，厚朴 12 g，佛手 12 g，八月札 15 g，生白术 30 g，太子参 15 g，茯神 30 g，合欢皮 20 g。7 剂，配方颗粒，每日 1 剂，早晚分服。

二诊：患者诉服药 2 剂后疼痛减轻 90%，5 剂后口疮愈合，7 剂后疼痛消失，心烦减，仍梦多，气短、食后腹胀，上方去滑石、黄芩、连翘、木蝴蝶，加用茯苓 20 g、炙甘草 6 g、鸡内金 15 g、酸枣仁 30 g、丹参 20 g，7 剂，每日 1 剂，早晚分服。

三诊：患者无新发溃疡，心情愉悦，食后腹胀明显减轻，纳可，时梦多，偶觉气短，大便偏稀，舌淡红，苔薄白，脉弦细。此时为溃疡间歇期，湿热之象已退，脾胃虚弱为主要矛盾，治疗当健运脾胃为主，以基础方加减：党参20 g，茯苓20 g，白术15 g，苍术10 g，陈皮10 g，厚朴10 g，砂仁6 g，炙甘草6 g，八月札15 g，香附10 g，酸枣仁20 g，配方颗粒，7剂，早晚分服。患者7剂后自行抄方再服7剂，无特殊不适。随诊6个月，未再发溃疡。

按语：该患者口腔溃疡反复发作多年，属于湿热内蕴型，日久化毒侵蚀口腔，加之平素失于调养、脾胃受损，导致溃疡反复。治疗当分轻重缓急，初治以清热除湿为主，方选甘露消毒丹加减。口腔溃疡发作期以热甚为著者，选用连翘、木蝴蝶、滑石、黄芩等，《神农本草经》载连翘："主寒热……痈肿、恶疮、瘿瘤、结热、蛊毒"，为"疮家圣药"，善解疮毒、散痈肿。《本草纲目拾遗》载木蝴蝶："凡痈毒不收口，以此贴之"，木蝴蝶对于顽固性溃疡疮面难以愈合者，疗效颇佳。缓解期则以健脾利湿为主，以四君子汤合平胃散加减。又口腔溃疡反复发作患者，常考虑情志因素，病久多郁，用药时兼用疏肝解郁之品，如八月札、香附、佛手花、素馨花、娑罗子、郁金、绿萼梅等。

第四节　肺病医案

一、鼻炎医案二则

鼻炎临床较多见，一般分为急性、慢性、萎缩性、过敏性鼻炎，相当于中医"鼻渊""鼻窒""鼻鼽"的范畴。鼻渊的病名首见于《黄帝内经》，曰："胆移热于脑，则辛頞鼻渊，鼻渊者，浊涕下不止也。"《圣济总录·鼻门》又曰："夫脑为髓海，藏于至阴，故藏而不泻，今胆移邪热上入于脑，则阴气不固，而藏着泻矣。故脑液下渗于鼻，其证浊涕出不已，若水之有渊源也。"明清时期对于鼻渊已很重视，医籍中多处可见有关鼻渊的专论，但理论上突破了《黄帝内经》囿于热的观点。如《景岳全书·卷二十七·鼻证》说鼻渊："新病者多由火热，久病者未必尽为热证，此当审查治之。"《医醇剩义》中说："脑漏者，鼻如渊泉，涓涓流涕，致病有三：风也，火也，寒也。"明确了风、火、寒三因。风者，多见于肺经风热；火者，多见于肝胆热盛；寒者，多指肺、脾、肾之虚损。鼻炎虽病发于肺，但与脾胃运化失调，湿邪上犯鼻窍有关。病机为肺脾气虚，湿浊上犯。治疗当以健脾除湿为主。

1. 持中央运四旁治疗鼻炎

案例：谷某，女，33 岁，2016 年 3 月 9 日就诊。主诉：产后腰酸 8 年，鼻炎 3 年。8 年前生产，产后出现腰酸，近 3 年，鼻炎发作每夜晚流清涕，大便不畅，有时稀，怕冷，甲减，疲劳乏力，睡眠可，白天泛困，舌红苔白腻，脉沉弦。中医辨证为产后气血不足，肾虚，脾胃虚寒，脾气不利，治以调脾胃、益肾宣肺疏肝，持中央（脾胃）以运四旁（五脏）。处方如下：生黄芪 15 g，炒白术 15 g，辛夷 12 g，防风 6 g，川牛膝 30 g，炒杜仲 15 g，补骨脂 12 g，八月札 15 g，郁金 15 g，香附 12 g，黄药子 15 g，法半夏 10 g，厚朴 12 g，炮姜 10 g，木香 12 g，蝉衣 12 g。14 剂，水煎服。

二诊：2016 年 3 月 23 日，药后腰酸好转，仍流清涕，大便稀。上方生黄芪加至 30 g，去黄药子，加生山药 20 g、山萸肉 12 g。14 剂，水煎服。

三诊：2016 年 4 月 13 日，腰酸好转，流涕减轻，睡眠不好。上方防风改为 8 g，去香附，加砂仁 12 g、酸枣仁 30 g。药后鼻涕消，诸症减缓，继以上法巩固后痊愈。

按语：本证为产后肾虚，后出现肝气不调，肺气不宣，脾胃虚寒证。故以调脾胃为中心，补肾益肺，疏肝治疗，遵循路志正先生提出的调脾胃十八字方针："持中央、运四旁"治疗思想，以调五脏原则治疗该病。方中黄芪、白术、防风乃玉屏风散，玉屏风散以黄芪大补肺气，白术健脾，防风祛风。当肺气得以补益，卫表得固，则邪无以入侵，正所谓"正气存内，邪不可干"。如此配伍，黄芪得防风则祛邪于外无所扰，得白术则补脾于内扶正气，犹如在人体表面形成一道屏障，邪自祛，表自固。故气虚所致的鼻炎，可予此方。川牛膝、炒杜仲、补骨脂滋补肝肾，强筋健骨。八月札、郁金、香附、疏肝解郁，黄药子化痰软坚散结。法半夏、厚朴、炮姜、木香调和脾胃，理气燥湿。在综合四诊的基础上，抓住鼻炎的基本病机为气虚，肾虚，脾气不利，湿浊内蕴，故采用补脾补肾的来治本，玉屏风散来固表，故诸证可痊愈。

2. 升阳除湿治疗鼻炎

案例：王某，男，48 岁，主因鼻炎反复发作 2 年于 2015 年 11 月 26 日初诊。患者 2 年前冬季受寒后出现感冒，鼻塞流涕，伴发烧，经治疗后愈。但以后每遇辛苦劳累、遇寒则感冒发烧，同时鼻炎反复发作，伴口干不欲饮，胃胀，乏力，双膝关节疼痛，睡眠差，难眠易醒，大便稀溏，每日 3～4 行，小便稍黄，形体丰腴，舌质红，苔薄白，脉沉弦。西医诊断：慢性鼻炎；中医辨证：脾虚失于健运，湿浊内停，鼻窍不利，气虚卫外不固。治以益气升阳固卫，健脾祛湿。药用：太子参 12 g，炒白术 12 g，辛夷 12 g，生、炒薏米各 20 g，苍耳子 15 g，苍术 12 g，升麻 12 g，荷叶 12 g，炒山药 15 g，莲肉 15 g，茯苓 18 g，焦三仙各 12 g，鸡内金 12 g，炒枳实 15 g，炙甘草 6 g，14 剂，水煎服。

二诊：药后大便成形，次数减少，每日 2 次，鼻涕减少，胃胀减轻，饮食正常，睡眠安，容易疲劳，困倦。故于上方去山药、苍耳子、荷叶，加补骨脂 12 g、西洋参 10 g（先煎），14 剂。

三诊：服药后大便已成形，每日 2 次，乏力减轻，感冒次数减少，关节痛减轻，鼻炎发作减少，且发作症状已不明显，继以上法调理到 2016 年春季。2016 年 4 月 5 日复来诊，诸症已明显减轻，尤其是反复感冒、鼻炎发作明显缓解，春季受风后有不适感觉，口干，急躁。鉴于春季，阳气升发，肝气容易旺，治以疏肝清肝，健脾益气为法。处方：南沙参 15 g，西洋参 8 g（先煎），厚朴 12 g，苏梗 10 g（后下），生麦芽 20 g，半夏 12 g，夏枯草 12 g，炒白术 15 g，五爪龙 20 g，生山药 15 g，丹参 15 g，白芍 12 g，玫瑰花 12 g，车前草 15 g，炒枳壳 12 g，甘草 6 g，14 剂。药后症状已不明显，嘱调畅情志，放松精神，适量运动以巩固疗效。

按语：《素问·通评虚实论》中指出："头痛耳鸣，九窍不利，肠道之所生也。"说明脾胃与鼻窍的病变也有关系，脾肺气虚，湿蒙清窍，可发生鼻塞不通、不闻香臭，头额昏沉，涕泪眵多等症。本案患者每冬季遇冷则发感冒、鼻炎，平时乏力，胃胀，睡眠差，系脾胃升降失常，气血生化不足，营卫失和，卫外不固，故每受寒则感冒，鼻为肺窍，然气血不足，阳气不能出于鼻窍则鼻塞流涕。故治以益气升阳固卫、健脾祛湿法。药用太子参、炒白术、炒山药、炙甘草健脾益气；防风、苍耳子、升麻升阳除湿通鼻窍；炒薏米、茯苓健脾淡渗利湿；苍术健脾燥湿；莲肉养血；焦三仙、鸡内金、炒枳实健脾消食。诸药升阳益气，补气固卫，健脾除湿。使阳气升发而外固于肌表，上通于鼻窍，故感冒、鼻炎之证随用药而愈。

二、健脾祛湿、清肝肃肺治疗咳嗽

咳嗽是肺失宣肃，肺气上逆，冲击气道，发出咳声或伴咯痰为临床特征的一种病证。有声无痰为咳，有痰无声为嗽，一般多为痰声并见，难以截然分开，故以咳嗽并称。咳嗽病名最早见于《内经》，其对咳嗽的成因、症状及证候分类、证候转归及治疗等问题已做了较系统的论述。如《素问·宣明五气》说："五气所病……肺为咳。"《素问·咳论》指出："五脏六腑皆令人咳，非独肺也"，提出了五脏六腑皆可致咳。隋《诸病源候论·咳嗽候》在《内经》脏腑咳的基础上，又论述了风咳、寒咳等不同咳嗽的临床证候。明·张景岳《景岳全书》将咳嗽分为外感、内伤两类，《明医杂著》指出咳嗽："治法须分新久虚实"，至此咳嗽的理论渐趋完善。治疗咳嗽多从湿立论，从调理脾肺入手，遵循"脾为生痰之源，肺为贮痰之器"的说法，调脾胃肃肺，化痰祛湿以止咳。

案例：吴某，男，28岁，主因咳嗽、咳痰半年于2016年11月3日就诊。胸部CT显示肺有阴影，血液化验肝功能异常，症见咳嗽，咳白痰，大便有时稀，舌红苔白腻，脉沉细。辨证为脾虚湿蕴，痰阻肺逆，肝胆湿热。治以健脾祛湿，肃肺化痰，清利肝胆。处方如下：太子参15 g，浙贝母12 g，陈皮12 g，八月札15 g，茵陈30 g，山药20 g，厚朴12 g，砂仁12 g（后下），炒白术15 g，炒枳实15 g，川牛膝20 g，百合15 g，木香12 g，紫菀15 g，炒苍术15 g，泽泻15 g。7剂，水煎服。

二诊：2016年11月13日，药后已不咳嗽，仍有大便不成形，肝功能恢复正常。上方去浙贝母、陈皮、泽泻，加炮姜10 g、荷叶12 g。14剂，水煎服。

三诊：2016年12月2日，药后大便成形，手心出汗，咳嗽缓解，睡眠可。上方去苍术，加玄参15 g、补骨脂12 g。

按语：患者咳嗽、咳痰半年，肺部阴影久不消散，乃肺气虚，痰浊不化的表现，肝功能异常，认为是肝胆湿热，大便稀乃脾胃虚，运化失职，湿气重的征象。故以健脾祛湿，肃肺化痰，清利肝胆为法治疗。方中太子参大补肺气，浙贝母清热化痰，散结消痈，陈皮理气健脾，燥湿化痰，二者化痰止咳，百合养阴润肺止咳。八月札、茵陈疏肝理气，清利肝胆湿热，厚朴、砂仁燥湿理气，调和脾胃，白术、枳实通腑祛湿，湿祛则大便成形，所谓通因通用。苍术、泽泻燥湿利水，分利二便，肉豆蔻温肾暖脾，三组药物共同解决肠道湿气重的问题。全方补泻兼施，标本兼治，针对病机，故能较快痊愈。

三、健脾祛湿、补肾肃肺化痰治疗哮喘

哮病是由于宿痰伏肺，遇诱因或感邪引触，以致痰阻气道，肺失肃降，痰气搏击所引起的发作性痰鸣气喘疾患。临床以发作时喉中哮鸣有声，呼吸气促困难，甚至喘息不能平卧为主要表现。《内经》虽无哮病之名，但在许多篇章里，都有关于哮病症状、病因病机的记载。张仲景将本病称为"上气"，不仅具体描述了本病发作时的典型症状，提出了治疗方药，而且从病理上将其归属于痰饮病中的"伏饮"。元代朱丹溪首创哮喘病名，在《丹溪心法》一书中作为专篇论述，阐明其病机为痰饮为患，提出未发以扶正气为主，病发以攻邪气为急的治疗原则。明代虞抟进一步对哮和喘做了明确的区分。后世医家鉴于哮必兼喘，故一般统称为哮喘。哮喘发病病位在肺，根本在脾肾，脾虚湿停，湿郁日久，煎熬成痰，宿疾引动伏痰，肺虚失于治节，故发哮喘。哮喘迁延不愈，久病及肾，肾不纳气，更加重哮喘症状，故治疗时，当从脾肾入手，健脾祛湿化痰为其关键。

案例：赵某，女，55岁，主诉喘憋多年于2021年1月15日初诊。症见咳嗽，有痰，胸闷，喘憋，使用激素喷雾剂可控制哮喘，纳差，睡眠差，腰酸乏力，起夜三次。辨证为脾肾两虚，痰湿蕴肺，肺气不宣。治以补肾健脾，祛湿化痰，开宣肺气。处方如下：生黄芪50 g，太子参15 g，砂仁12 g（后下），炒白术15 g，茯苓30 g，泽泻30 g，山药20 g，生姜12 g，蜜麻黄6 g，白果仁10 g，蛤蚧5 g，盐补骨脂12 g，盐益智仁20 g，金樱子30 g，酒萸肉15 g，黄芩12 g，炒酸枣仁30 g。

二诊：服药后喘憋好转，使用激素次数减少，腰酸乏力较前改善，睡眠可，偶有心慌。上方去酒萸肉、黄芩，加生龙骨15 g、柏子仁30 g。14剂，水煎服。药后病情平稳，继以上法调理数周，哮喘缓解。

按语：本案哮喘发作已数年，依赖激素类药物控制，症见咳嗽，有痰，胸闷，喘憋，纳差，睡眠差，腰酸乏力，起夜频繁等脾肾虚、肺中痰阻的症状。治以补肾健脾，祛湿化痰，开宣肺气治疗。方中黄芪、太子参大补元气，补脾肺肾三脏之气；砂仁、炒白术辛温，健脾燥湿；茯苓、泽泻淡渗利湿，山药健脾和胃，生姜调和脾胃；蜜麻黄宣肺平喘，白果仁降气平喘，蛤蚧补肾平喘，三药合用，有宣有降，有肃有敛；补骨脂、盐益智仁、金樱

子、酒萸肉固肾缩尿，补肾纳气归根。本案患者，虽以哮喘为主诉，其根本为脾肾虚，湿浊内停，煎液成痰。故治疗时侧重健脾祛湿补肾，兼以宣降肺气，取得较好的临床疗效。

四、健脾祛湿、补肾通络法治疗肺痿

肺痿是指肺叶痿弱不用，临床以咳吐涎沫为主症的一种肺脏疾病。肺痿一名，最早见于张仲景的《金匮要略》。如《肺痿肺痈咳嗽上气病脉证并治第七》载："问曰：热在上焦者，因咳为肺痿，肺痿之病，从何得之？师曰：或从汗出，或从呕吐，或从消渴，小便利数，或从便难，又被快药下利，重亡津液，故得之。曰：寸口脉数，其人咳，口中反有浊唾涎沫者何？师曰：为肺痿之病。"对肺痿的病因病机及辨证论治做了详细的介绍。唐代孙思邈将肺痿分为热在上焦及肺中虚冷两类。历代医家均认为肺痿是多种肺系疾病的慢性转归，如明代王肯堂认为"久嗽咳血成肺痿"，陈实功在《外科正宗》指出"久嗽劳伤，咳吐痰血，寒热往来，形体消削，咯吐瘀脓，声哑咽痛，其候传为肺痿"。结合临床实际，现代医学的肺间质纤维化属于中医肺痿范畴，采用补肾通络，健脾祛湿的方法，取得较好的效果。

案例：患者，女，68岁，主因活动后呼吸困难10年，加重2周于2013年12月6日就诊。10年前无诱因出现活动后呼吸困难，咳喘伴咳痰呈白色，后多以干咳为主，长期口服止咳药。2周前感冒后，现彻夜咳嗽，不易咳出，口唇发绀，食少，腹胀，稍动即喘息不止，二便不利，舌苔白腻，舌质淡，脉弦滑。他院查肺CT显示：双肺纹理增多紊乱，肺下可见多发磨玻璃样密度增高影，肺纹理呈细网状及多发囊状病变，双肺下叶可见小叶间隔增厚，气管血管束毛糙；动脉血气分析：PaO_2 65 mmHg。既往患有冠心病3年，用阿司匹林及辛伐他汀治疗。西医诊断：老年特发性肺纤维化；冠心病。根据患者咳嗽，咳喘，白痰，食少，腹胀，口唇发绀，苔白腻，舌质淡，脉弦滑等症状，中医辨证为肺肾气虚，痰湿内蕴，以健脾祛湿化痰，补肺止咳平喘，补肾通络法治疗。处方：陈皮10 g，厚朴6 g，炒苍术6 g，茯苓10 g，甘草10 g，炒白术15 g，西洋参6 g，虫草花3 g，蛤蚧6 g，全蝎6 g，浙贝母10 g，穿山甲6 g，地龙10 g，僵蚕6 g，三七3 g，桃仁6 g，焦三仙30 g。上方服用1周后，咳痰好转，食少腹胀减轻，痰湿之邪去后，给予本人专利方补肾通络方汤剂治疗，处方：西洋参6 g，虫草花3 g，蛤蚧6 g，全蝎6 g，浙贝母10 g，穿山甲6 g，地龙10 g，僵蚕6 g，三七3 g，桃

仁 6 g。7 剂，水煎分 2 次温服。之后治疗 1 月余，患者自觉呼吸困难减轻，动脉血气分析：PaO$_2$ 升高为 80 mmHg。之后继续给予汤剂治疗 6 个月，来院复查，干咳及喘息等症状均较前好转，各项指标亦有改善，继续服药 6 个月，患者一般情况良好，可行简单体力劳动，疗效较满意，至今已 3 年，患者健在。

按语：根据患者症状，辨证为肺肾气虚、痰湿内蕴。此时患者痰湿之邪旺盛，应以祛湿化痰、止咳平喘为治则，予以补肾通络方加减，以陈皮、厚朴、炒苍术为君药化湿祛痰，病情好转后，再给予院内协定方补肾通络方汤剂治疗，此时以西洋参、虫草花、蛤蚧为君药以补肾为主，佐以活血通络化痰之品，坚持服用病情好转。考虑到老年患者的特点，补肾通络方寒温并用，升降相宜，补肺肾而不致燥，化痰瘀而不伤正。选用西洋参补气养阴清热生津，配伍蛤蚧、虫草花补益肺肾纳气平喘，浙贝母清热化痰散结，三七、桃仁活血祛瘀通络，全蝎、穿山甲、地龙活血散结通经活络，僵蚕化痰散结、解除气管痉挛，全方补气、补肾、化痰、活血、化瘀、通络，切中病机，选药精当，配伍严谨，临床应用取得较好效果。

五、健脾化痰、益肺补肾通络治疗肺癌

肺癌又称原发性支气管肺癌，是由于正气内虚、邪毒外侵引起的，以痰浊内聚，气滞血瘀，蕴结于肺，以致肺失宣发与肃降为基本病机，以咳嗽、咯血、胸痛、发热、气急为主要临床表现的一种恶性疾病。"癌"字首见于宋代医书"卫济宝书"，该书将癌作为痈疽五发之一。中医中的瘤、岩、积、瘿中的部分疾病也属于现代癌症的范畴。根据肺癌的临床表现，中国古代将肺癌归于"肺积""咳嗽""咳血""胸痛"的范畴。如《素问·奇病论》说："病胁下满气上逆……病名曰息积，此不妨于食。"《灵枢·邪气脏腑病形》说："肺脉……微急为肺寒热，怠惰，咳唾血，引腰背胸。"在临床上要善调肺、脾、肾三脏，宣肺降气，健脾化痰，补肾化痰，更佐以祛风化痰通络之虫类药物，既可活血化瘀，消癥散结，又可通络化痰，是肺癌常用的疗效确切的药物。

案例：王某，女，72 岁，主诉患肺癌 2 年，于 2020 年 1 月 6 日来诊。症见咳嗽，白黏痰，前几天咳血，给予药物对症治疗，大便正常，乏力，睡眠好，舌红苔白腻，脉沉细，近日恶心，活动后明显。综合患者病史，根据患者咳嗽、咳痰等症状，辨证为热毒蕴肺，痰浊阻络，肺气不宣，治以解毒

化痰通络，健脾开宣肺气。处方：法半夏 10 g，砂仁 12 g（后下），生白术 15 g，生石膏 30 g（先煎），知母 12 g，地龙 12 g，僵蚕 12 g，浙贝母 12 g，干姜 8 g，太子参 15 g，白果 8 g，炙麻黄 6 g，补骨脂 12 g，川牛膝 20 g，川芎 12 g，炒麦芽 30 g。

二诊：2020 年 1 月 13 日，仍咳嗽，咳吐白黏痰，气喘好转，打嗝，舌红苔白腻，脉沉细，上方去知母、川芎，加全蝎 6 g、蜈蚣 2 条、紫菀 15 g。药后咳嗽、咳痰、气喘均好转。继如上法调理治疗 1 年，患者病情稳定。

按语：本案诊断为肺癌，症见咳嗽、咳痰、时有咳血，恶心，证属热毒蕴肺，脾虚肺气不降，痰浊阻络。治以解毒化痰通络，健脾开宣肺气。方中生石膏清肺中热毒，知母滋阴润肺清热，地龙祛顽痰、活血散结通经活络，僵蚕化痰散结、解除气管痉挛，浙贝母清热润肺化痰，炙麻黄宣肺化痰，白果降气化痰，二者一升一降，恢复肺的升降功能。肾主纳气，肾气不纳，则咳喘不宁，故用补骨脂、牛膝补肾，牛膝又可活血化瘀。肺为贮痰之器，脾为生痰之源，肾为生痰之根。故用法半夏、砂仁调和脾胃，降气化痰，生白术、太子参健脾益气。"病痰饮者，当以温药和之"，故用干姜温肺化痰。二诊时，患者仍有痉挛性咳嗽，故更加全蝎、蜈蚣祛风止痉，化痰通络，以防肺癌扩散、转移。

第五节　肾病医案

一、清利湿热、清肝治疗淋证

淋证是以小便频急，滴沥不尽，尿道涩痛，小腹拘急，痛引腰腹为主要临床表现的一类病证。淋证首见于《内经》，《素问·六元正纪大论篇》称为"淋"，并有"甚则淋""其病淋"等的记载。《金匮要略·五脏风寒积聚病脉证并治》称"淋秘"，该篇并指出淋秘为"热在下焦"。《金匮要略·消渴小便利淋病脉证并治》描述了淋证的症状："淋之为病，小便如粟状，小腹弦急，痛引脐中"。隋代《诸病源候论·淋病诸候》认为"诸淋者，由肾虚而膀胱热故也"，此是淋证的主要病机。而《备急千金要方·淋闭》提出"五淋"之名，《外台秘要·淋并大小便难病》具体指出五淋的内容："《集验》论五淋者，石淋、气淋、膏淋、劳淋、热淋也"。现代临床仍沿用五淋之名。现代认为淋证的病机为湿热蕴结下焦，肾与膀胱气化不利所

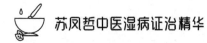

致，治疗原则为急则指标而清利，缓则治本而补益。

案例：齐某，男，38岁，主因尿频、尿痛3天于2019年6月25日就诊。症见尿频，尿急，尿痛，无明显发热，口干苦，心烦，脾气急躁，舌红苔黄腻，脉弦滑。辨证为下焦湿热，肝气郁滞。处方如下：法半夏10 g，石韦15 g，瞿麦15 g，茯苓30 g，泽泻20 g，滑石15 g（包煎），灯心草12 g，砂仁12 g（后下），木香12 g，预知子15 g，佛手12 g，白茅根15 g，茵陈15 g，夏枯草15 g，川牛膝15 g，生白术15 g，山药15 g。7剂，水煎服。药后尿频、尿急、尿痛诸症减轻，急躁亦缓。继之以上法巩固1周而愈。

按语：本案湿热蕴结下焦膀胱，则尿频，尿急，尿痛。口干苦，心烦急躁为肝气郁滞，肝郁化火的表现。湿性黏滞，湿热相合，如油裹面，最难消解。方中石韦、瞿麦清利下焦湿热，为治热淋证的常用药对。茯苓、泽泻淡渗利湿，滑石咸寒，入下焦，清利下焦湿热，灯心草利尿通淋，清心降火。白茅根清热利尿，凉血止血。川牛膝引热下行，从小便而解。预知子、佛手、夏枯草疏肝解郁，清肝胆火。肝气条达，一身之气舒畅，小便自能通畅。法半夏、砂仁、木香苦温燥湿理气，生白术、山药健脾祛湿，治疗湿气之根本。全方清热利湿，通利下焦湿热，辅以疏肝解郁，气机得以条达。湿去，热清，一身之气周流，则病可痊愈。

二、补脾益肝肾治疗尿频

尿频指排尿次数增多。正常成人白天平均排尿4~6次，夜间就寝后0~2次；婴儿昼夜排尿20~30次。如排尿次数明显增多，超过了上述范围，就是尿频。尿频多见于消渴等病，如《金匮要略·消渴小利淋病脉证并治》中"男子消渴，小便反多，以饮一斗，小便一斗，肾气丸主之"。也有单纯尿频不合并其他病证者，多见于肺、脾、肾三脏之虚。治疗尿频注重从五脏入手，或补虚或调气，多能收到较好效果。

案例：赵某，男，9岁，主诉尿频1个月于2019年11月13日就诊。症见尿频，尿次增多，夜间重，尿急，无尿痛，尿常规正常，伴有咽痛，食欲减退，大便正常，舌红苔薄，脉沉细。辨证为肝脾肾三脏亏虚，风热上犯咽喉。治以补脾胃、益肝肾、疏风清热之法。处方如下：法半夏8 g，麸炒白术15 g，山药15 g，炒麦芽20 g，生姜6 g，连翘10 g，木蝴蝶8 g，合欢皮15 g，炒酸枣仁20 g，盐益智仁12 g，金樱子15 g，太子参10 g，酒萸肉10 g。7剂，水煎服。药后尿频即减，后宗本法调理2周，尿频缓解。

按语：脾主运化水湿，为水液代谢的枢纽。肾主水，主气化，为水液代谢的开关。若脾虚失于运化，或肾气不固，都可出现尿频、尿急。本案尿频伴有尿急、夜间尿多，食欲不振，系脾肾俱虚所致，伴有咽痛，为风热之邪上扰。故以补脾益肾、疏风清热之法治疗。方中山药补脾益肾，太子参补脾肺气；白术运脾祛湿，半夏降逆化痰止呕，二者调和脾胃；山萸肉酸温，具有收敛作用，既可补肝肾又可酸收止尿频；金樱子、益智仁补肾缩尿，补虚与收敛固涩并用；连翘、木蝴蝶清热解毒，疏散风热；合欢皮、炒枣仁安神。本例提示我们，在临证过程中一定要抓住病因病机，有针对性的用药，才能取得立竿见影的效果。

三、健脾升提中气治疗尿失禁

脾胃为水液代谢的枢纽，相当于水渠的大坝，起到控制、调节水量的作用。这一作用在整个水液代谢中至关重要，如脾不能控制水液，水液壅阻于肾，肾的排泄就会受到影响，脾病及肾，肾气化功能障碍，就会造成排泄不畅，甚或排泄失禁的状况。此时应以治脾为主，健脾益气可制水。

案例：张某，女，17岁，主因尿失禁3年于2014年10月15日初诊。患者于3年前无明显诱因出现尿频、尿急，每15~40分钟上厕所一次，若强忍则可尿湿衣裤，夜间睡眠时多尿床。患者因影响学业，而被迫休学。曾遍服中西药物无效。求助中医治疗。症见：尿频、尿急，时有尿失禁，夜间多尿床，口渴不敢饮，困倦，伴神疲乏力，纳少，便溏、每日2次，形体瘦小，面色萎黄、憔悴，舌淡、苔少，脉细弱无力。中医辨证为中气不足，脾虚下陷，枢纽失灵而致多尿。给予补中益气，升提中气治疗。补中益气汤加减治之，药用：黄芪20 g，党参12 g，当归10 g，焦白术12 g，炒山药12 g，升麻6 g，炒枣仁15 g，石菖蒲10 g，远志6 g，内金12 g，金樱子15 g，桑螵蛸15 g，生龙牡各30 g（先煎），炙甘草6 g。7剂，每日1剂，早晚分服。另处方：五倍子（焙）30 g，花椒12 g（为末），生姜（切碎）。共为细末，每次取5~10 g，取大葱白15 g捣烂，与药粉混匀，每晚敷脐部，外用塑料布、胶布固定，每日1次。

二诊：2014年10月25日，服上药7剂，纳食增加，大便已成形，尿频明显减轻，能坚持1~2个小时上一次厕所，已无尿失禁，偶有遗尿、尿急感，精神较前好转，舌淡苔薄白，脉细数较前有力。上方去枣仁加覆盆子10 g、芡实10 g。再进7剂，诸症基本消失，纳食正常，面转红润，舌淡

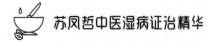

红，苔薄白，脉细较前有力。综上法调理再进 14 剂，诸症未复。

按语：本例患者尿失禁 3 年，从审因论治出发，因兼有形体瘦小，伴有神疲乏力，纳少，大便溏等脾胃虚弱症状，系先天不足，后天失养，而以后天失养为主，尿失禁乃脾虚失制，影响肾之气化所致。脾、肾同病，以健脾益气，升提阳气为主，兼以养心、固肾。方用补中益气汤加减，方中用参、芪、术、草、升麻健运中气，升阳举陷；山药、金樱子、桑螵蛸、益智仁健脾益肾固摄；当归、枣仁、石菖蒲、远志、龙牡宁心安神；外用五倍子、生姜、花椒、大葱白温阳固涩。诸药配合，内外合治，使 7 年顽疾在 1 个月而除。

四、健脾益肾祛湿治疗阳痿

阳痿，西医称为阴茎勃起功能障碍，即阴茎痿而不举、举而不坚、坚而不挺、挺而不硬。据不完全统计，在我国其发病率约占 10%，且有一定的上升趋势。其病因复杂，常顽固难愈，是影响夫妻生活和谐、家庭幸福的重要因素。中国古代医家对本病的发生发展有着深刻又朴素的认识，强调气血阴阳变动而致病的观点，逐步认识到本病的病机关键在于本虚标实，并形成了肾虚不荣、脾胃不足、肝郁不遂、瘀血阻络、湿热下注说等代表性学术观点。初发阳痿，青年人多为心理情志因素为主，病机多为肝郁不遂；中老年男性阳痿及久病者，多以脾肾亏虚为本，兼有肝郁不舒、湿浊阻滞、瘀血阻络为标。

案例：郝某，男，28 岁，主因阳痿、勃起障碍 1 年于 2019 年 2 月 13 日初诊。曾当兵，出警多，下身常浸入水湿。症见：阳痿，勃起障碍 1 年余，左侧睾丸疼痛不适，鼻炎、鼻塞喷嚏，面部暗黄，油多，痤疮散起，大便长期不成形，乏力。舌淡红、苔薄、中间有剥苔，脉沉弱。中医诊断：阳痿；中医辨证：脾肾亏虚，湿热内蕴。治疗以健脾益肾，行气除湿，佐清利湿热。方药：太子参 15 g，女贞子 15 g，补骨脂 12 g，鹿角霜 12 g，龟板 12 g，仙灵脾 12 g，干姜 12 g，砂仁 12 g（后下），木香 12 g，锁阳 15 g，川牛膝 30 g，高良姜 6 g，石苇 15 g，辛夷 12 g，荔枝核 12 g。7 剂，水煎服。

二诊：2019 年 2 月 20 日。仍勃起障碍，睾丸疼痛，面部痤疮消，仍鼻塞喷嚏，药后大便成形。舌脉同前。方药：生黄芪 30 g，女贞子 15 g，补骨脂 12 g，辛夷 12 g，炒白术 15 g，干姜 12 g，高良姜 10 g，砂仁 12 g（后下），木香 12 g，鹿角霜 12 g，龟板 12 g，川牛膝 30 g，川芎 12 g，炒杜仲 20 g，锁阳 15 g，香附 12 g，7 剂。

三诊：2019 年 2 月 27 日。仍勃起障碍，睾丸疼痛减轻，大便可。方药：上方去荔枝核、香附，加用淫羊藿 12 g，7 剂。

守法前后调理 4 个月，末次就诊日期为 2019 年 6 月 18 日。患者正常勃起，大便成形，可进行正常性生活。

按语：本案患者为青年男性，曾因常浸入水湿，外湿内侵，损脾伤肾，导致脾肾亏虚，表现为长期大便不成形、易乏力疲惫。湿浊内盛，日久化热，湿热内蕴，化毒成瘀，上下侵犯，则见面部油多、面部痤疮、鼻炎反复、睾丸疼痛等。治疗上标本兼治，首诊以太子参、女贞子、补骨脂、鹿角霜、龟板、仙灵脾、干姜、锁阳、川牛膝、高良姜等温补脾肾、阴阳同调，以木香、砂仁等行气化湿，以木蝴蝶清热解毒、治头面痤疮，石苇清热利水治下焦湿热，配以辛夷辛温入肺胃利鼻窍、通鼻塞。二诊时，治疗思路大致同前，佐以香附疏气解郁。得效后守法慢病久图，使阳痿得愈。在临床上，常可以见到肝、脾、肾三脏相关的病因病机所致的阳痿，对于这种虚实证候相兼的阳痿患者，采用多脏同调，将健脾补肾、疏肝祛湿、清热解毒等方法有机组合，显效甚著。

五、补肾健脾、除湿祛瘀治疗前列腺增生

前列腺增生症是常见于中老年男性的良性疾病，主要表现为前列腺间质和腺体成分的增生，前列腺体积增大，压迫尿道，引起尿频、排尿困难，甚至尿液无法排除的病症。严重者可引起尿潴留、肾积水、尿路感染和肾功能损害等。良性前列腺增生为现代医学命名，古代文献没有这一记载，但从其临床表现和病理特点，归属于"淋证""癃闭""癥瘕""积聚"等病证范畴。现代中西医结合有关前列腺的解剖结构及其生理功能，将前列腺与精囊腺归属"精室"，精室病变导致的"癃闭"，称之为"精癃"。前列腺增生属于老年常见病，其病机在于男子进入"七八"之年后，肾气渐衰，肝气不舒，气化不利，血行不畅，精微输布失常，败血、瘀血、槁精阻于下焦，同时患者多嗜食醇酒辛辣、损伤脾胃，或脾胃本虚、运化不及，酿生湿热，蕴结膀胱，湿瘀互结，久之而发为精癃，其病位在精室与膀胱，与肾、脾、肝、肺等脏腑密切相关。治疗此病，本虚标实是其基本病机特点，治疗上要标本兼顾，一方面补肾健脾；另一方面除湿祛瘀，使患者临床症状很快得以

缓解。

案例：患者，男，57岁，主因前列腺增大1年余于2015年2月5日初诊。前列腺彩超：前列腺大小为4.3 cm×4.8 cm×3.0 cm，膀胱残余尿量12 mL，小腹下坠感，受凉后小腹胀满，小便偏黄、次数多、有尿等待感，大便常，睡眠可。舌红苔薄，脉沉细。中医辨病：精癃；中医辨证：脾肾亏虚，湿瘀互结。治以补肾健脾，除湿祛瘀。方药：太子参12 g，女贞子15 g，补骨脂12 g，炒杜仲15 g，川牛膝30 g，瞿麦12 g，泽泻15 g，车前子30 g，桑螵蛸15 g，益智仁12 g，生山药15 g，茯苓30 g，元胡15 g，预知子15 g，桃仁10 g，红花10 g。7剂，配方颗粒。每日1剂，早晚分服。

复诊：2015年2月12日。药后小腹下坠感减轻，但仍腹胀不欲食，小便黄，尿频减，大便不畅感，舌红苔黄腻，脉沉细。方药：瞿麦12 g，萹蓄15 g，滑石15 g，土茯苓30 g，川牛膝30 g，泽泻15 g，车前子30 g，预知子15 g，槟榔15 g，元胡15 g，厚朴12 g，砂仁12 g，生白术15 g，炒枳实15 g，桃仁10 g，红花10 g，7剂。

前后调方4月余，患者小腹无不适感，二便可。2015年5月4日复查前列腺彩超：前列腺大小为3.1 cm×3.0 cm×2.8 cm。

按语：中医认为，肾开窍于二阴，主二便；肾合膀胱，膀胱者，津液之府也；肾者，胃之关也，关门不利，故聚水而生病也。《素问·上古天真论》指出：男子"七八……天癸竭，精少，肾脏衰，形体皆极。"随着年龄增长，身体的整体机能处于下降阶段，肾精不足更明显。此患者年57岁，肾精已亏，肾气不足，气化不利，生湿蓄水。故治疗之初，即以女贞子、补骨脂、炒杜仲、川牛膝、山药、益智仁补肾气，益肾精。脾肾为先后天之本，补肾不忘健脾，以太子参、白术健脾益气，茯苓、瞿麦、泽泻、车前子、滑石利水化湿。《灵枢·经脉》记载："肝足厥阴之脉循股阴，入毛中，环阴器，抵小腹，夹胃，属肝，络胆。"《灵枢·经筋》云："足厥阴之筋上循阴股，结于阴器，络诸筋。"前列腺属于精室，肝主疏泄，调畅全身气机和调节其他脏腑的气机升降，使三焦水道通利。若肝疏泄失职，则易致气滞水停，正如《灵枢·经脉》所说"是肝所生病者……飧泄狐疝，遗溺闭癃"，故治疗时加入元胡、预知子、槟榔等以疏肝理气，使气机畅达，水道通利。《景岳全书·癃闭》言："或以败精，或以槁血，阻塞水道而不通也"，认为瘀血阻于下焦，以致小便不畅，故治疗时以桃仁、红花等活血祛瘀。二诊时尿频、小腹胀满不适减轻，但因患者舌苔由薄转为黄腻，腹胀不舒，虑其补益之品，温燥助热，故二诊调为以清热利湿为主，并以砂仁、厚朴、枳实行气消胀。后再调方，仍以除湿祛瘀以治其标，以补肾健脾以治其本。同时嘱患者避免久坐，戒烟限酒，忌辛辣油腻等，长期坚持，不仅尿频、小腹胀满、大便黏腻等症状消失，复查前列腺彩超前列腺已恢复正常大小。

六、健脾祛湿治疗脱发

脱发之证，多责之肾精不足，或血虚失养。《内经》云："肾者，主蛰，封藏之本，精之处也，其华在发，其充在骨。"又云"发为血之余。"然精血的化生，全赖脾胃运化的水谷精微，若脾胃虚弱或饮食不节、情志内伤、久病伤脾胃，脾胃化生的气血不足，也可导致脱发。故治疗脱发不唯在肾，从脾胃治疗也是常用之法。

案例：姚某，女，33，已婚，主因脱发 4 个月于 2018 年 10 月 8 日初诊。半年前，出现周身关节疼痛伴红斑，曾在某医院确诊为系统性红斑狼疮。给予激素、免疫抑制剂等治疗，症状好转，但出现严重脱发，伴神疲乏力，面部浮红肿胀，向心性肥胖，白带增多，欲求中医治疗。自发病以来，口干，纳呆，睡眠多梦，二便调，舌体胖，边有齿痕，质暗尖红，苔白滑略黄，脉沉细小数。证属湿浊内盛，气阴两伤。治以健脾祛湿，益气养阴。处方：五爪龙 30 g，太子参 12 g，天冬 12 g，炒苍术、白术各 15 g，土茯苓 30 g，炒山药 15 g，炒薏苡仁 30 g，荷叶 12 g，椿根皮 12 g，车前子 15 g（包煎），鸡冠花 12 g，炒白芍 15 g，醋香附 12 g，生龙、牡各 30 g。外洗方：苦参 15 g，蛇床子 12 g，白矾 8 g，马鞭草 30 g，黄柏 15 g，蒲公英 30 g，防风 12 g，防己 15 g。先熏后洗。14 剂，水煎服。

二诊：药后关节疼痛未作，红斑已退，脱发明显，白带略减，质稀，味腥，面色仍浮红，肿胀减轻，舌脉如前。上方去天冬、荷叶、香附，加荆芥穗 10 g、当归 12 g、泽泻 15 g，14 剂，水煎服。

三诊：药后，脱发明显减轻，白带亦明显减少，面部肿胀消失，但仍有浮红，舌胖，质暗，苔薄白腻，脉弦细滑。因近日感冒，既见效机，仍宗上方，再进 14 剂，药后脱发愈，白带止，关节疼痛、肢体红斑未作，随访至今未发。

按语：脱发之证，为精血不足之象，精血的化生，全赖后天脾胃，若饮食不节，或情志内伤，久则伤脾胃，脾胃升降失常，水湿内停，气血化生不足，可导致脱发。本例患者患系统性红斑狼疮，经激素和免疫抑制剂治疗，狼疮虽好转，但气阴已伤，故脱发，伴神疲乏力，口干，面浮红肿胀，气虚脾胃运化失常，故见纳呆、白带增多、舌胖有齿痕等症，此一派湿浊内盛，兼有伤阴之象。本案以健脾化湿、益气养阴为法治疗，方以完带汤加减。方中土茯苓、薏苡仁、苍术、白术、荷叶、椿根皮、车前子、鸡冠花等清化湿浊；以五爪龙、白术、山药健脾补气；太子参、天冬养阴；生龙牡养阴安神；白芍、香附等疏肝。待湿浊祛，脾健得复，毛发得养，故脱发止。二诊后，诸证减轻，遂以原方加减，去天冬、荷叶、香附，加荆芥穗祛风胜湿，泽泻利水渗湿，当归养血和血，再进 14 剂后脱发止，余证悉除。本案体现了圆机活法的辨证特点，对于脱发伴湿浊偏胜者，可参考用之。

第六节　血液肿瘤医案

一、健脾祛湿、滋生化源治疗贫血

中医经典理论中没有贫血之病名，《黄帝内经》中记载了血虚、血枯、血劳、髓枯、髓劳。《诸病源候论》之虚劳，乃至现代医家总结的髓毒劳，都是对贫血相关病证的论述，认为该病证是外感、内伤、情志等导致的精血亏虚，正气虚损，导致气血两虚的一类病证。肾为先天之本，肾精可化为血，精血同源。脾胃为气血生化之源，脾胃健旺则血液充盈，脾胃虚弱，则血液化生不足。所以我们以补脾补肾为主治疗该病，健脾和胃，滋生化源尤为重要。

案例：张某，女，50 岁，主因贫血 1 年于 2018 年 5 月 6 日初诊。患者 1 年前体检发现贫血，血红蛋白 85 g/L，未用药物治疗。近 1 个月以来，自觉心慌气短，活动加重，眼皮沉，乏力，昏昏欲睡，睡眠多梦，醒后不觉清醒，仍觉乏力。饮食尚可，大便每日一次，平素腹胀，矢气多，饮食稍有寒凉，即出现腹胀，腹痛，大便不成形并伴有不消化食物，易疲劳，月经周期尚可，经量较前减少，颜色正常，形体丰腴，舌质淡苔薄白，脉沉细。诊断：贫血；辨证：脾虚湿重，生化无源。治以健脾化湿，益气养血为主。以归脾汤加减，处方：太子参 30 g，炒白术 20 g，当归 12 g，茯苓 20 g，生黄芪 20 g，龙眼肉 20 g，远志 15 g，木香 15 g，炙甘草 20 g，炒薏苡仁 12 g，焦神曲 30 g，焦麦芽 30 g，鸡内金 30 g，厚朴 12 g，山药 30 g，大枣 15 g，生姜 10 g。7 剂，水煎服。

二诊：药后患者神疲乏力，睡眠多梦症状好转，自觉精神较前好转，心慌，气短症状减轻，舌红苔薄白，脉弦。上方去厚朴、炒薏苡仁，加炒白扁豆 12 g、陈皮 12 g。7 剂，水煎服，每日 1 剂。

三诊：药后患者心慌气短明显改善，近 2 周腹胀、腹满较前好转，大便常，腰酸。血常规检查，血红蛋白恢复至 110 g/L，舌红苔薄白，脉弦。上方去陈皮、炒薏苡仁，加生杜仲 20 g、牛膝 15 g。14 剂，水煎服，每日 1 剂。随访半年患者无复发。

按语：贫血系因脾胃受损，运化功能减弱，水谷精微物质化生不足所致，贫血同时伴有乏力欲睡，心慌气短，睡眠多梦，腹胀，饮食稍有寒凉，即出现腹胀、腹痛、大便不成形并伴有不消化食物等症状。遂治以健脾益气养血法，药用太子参、炒白术、生黄芪、炙甘草、山药健脾益气；茯苓、炒薏苡仁健脾化湿；当归、龙眼肉、大枣养血活血；木香、厚朴理气健脾；远志养血安神；焦神曲、焦麦芽、鸡内金健脾助运消食。全方重在健脾益气助运，以恢复化生水谷，补充造血原料之机，药后脾胃功能恢复，血红蛋白也逐渐恢复正常。

二、健脾化湿法治疗紫癜

原发免疫性血小板减少症既往被称为特发性血小板减少性紫癜，是一种由体液免疫和细胞免疫介导的血小板破坏过多和生成减少的获得性出血性疾病，临床主要表现为皮肤黏膜出血，严重者可因颅内出血或内脏出血而危及生命。现代医学治疗原发免疫性血小板减少症的主要方法包括糖皮质激素、静脉输注人免疫球蛋白、利妥昔单抗、免疫抑制剂及脾切除等。中医治疗本病，立足辨证论治，如脾失健运，水湿内停，湿困肌表，可造成肢体困重，疲乏无力；由于湿困脾胃，升降失和，还会出现纳食不佳、便溏等；脾虚不能摄血，则可出现全身出血点。在血小板减少性紫癜、过敏性紫癜中，有些系因脾虚湿停而导致出血，这类患者应以益气健脾，化湿燥湿利湿为法治疗。血小板减少性紫癜早期，多表现为血热妄行，但使用激素、免疫抑制剂等西药治疗后，病症产生了变化，多数出现脾虚湿重的表现，以激素等药损伤脾胃，导致湿气内停有关，此类患者，可从湿来论治。

案例：王某，女，44 岁，主因双下肢紫斑 3 年于 2017 年 9 月 12 日初诊。患者于 3 年前感冒后出现双下肢出血点，经骨髓穿刺血液检查，确诊为

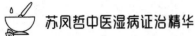

特发性血小板减少性紫癜，给予泼尼松片、丙球蛋白、环孢素等治疗，血小板一时上升，激素等减量后血小板复下降，也曾经过中医治疗，处方基本采用凉血止血、活血解毒、益气补脾肾等中药，效果不明显，血小板一直在2万~3万，有时下肢足踝部可见细小出血点，无明显其他症状，激素使用2年，经逐渐减量，最近已停用激素2个月。现症：患者体胖，自感口甜腻，有时乏力，肢体困重，纳食不香，便溏，双下肢可见散在出血点，舌苔白腻，脉濡细数。西医诊断：特发性血小板减少性紫癜。中医诊断：紫斑。治以益气健脾化湿法。处方：藿梗12 g（后下），苏梗12 g（后下），荷叶12 g（后下），佩兰10 g，砂仁8 g，炒杏仁10 g，白豆蔻仁10 g，生薏苡仁18 g，炒薏苡仁18 g，炒苍术10 g，炒白术10 g，茯苓15 g，花生衣20 g，羊蹄跟15 g，五爪龙20 g，金雀根15 g，黄芪12 g。7剂，水煎服。

二诊：药后患者进行血常规检查，血小板以升至3万，口甜、肢体困重症状减轻，大便已成形，开始有食欲，双下肢未见新的出血点，舌苔薄白腻，此乃表湿已化，里湿渐除，病情好转，上方去藿梗、金雀根，加生山药12 g、升麻10 g，以加强补气升阳作用。14剂，水煎服。

三诊：药后患者诸证明显好转，精神状态明显好转，饮食物基本正常，二便正常，身体乏力好转，口甜、口黏、肢体困重基本消失，化验血小板升至8万，双下肢散在出血点已不明显，舌苔薄白。上方去苏梗、佩兰，加人参10 g、炒枳实15 g。14剂，水煎服。

四诊：药后患者诸证基本消失，双下肢散在出血点基本消散，纳寐可，二便调。

按语：紫斑相当于西医特发性血小板减少性紫癜，由于患者发病已久，又遍用西药、中药，其体质与病情均发生了改变，诊病时患者有体胖，自感口甜，乏力，肢体困重，纳食不香，便溏，双下肢散在出血点，舌苔白腻，脉濡细数等症状。辨证属于脾气虚弱，失于运化，水湿内停，湿泛肌表，气机阻滞，湿困脾胃，升降失和，脾湿下注，脾虚气不摄血之象。故予以益气健脾祛湿之法，集芳香化湿、健脾燥湿、淡渗利湿为一体，佐益气、清热利湿药物。方中藿梗、苏梗、荷叶、佩兰芳香化湿；炒杏仁、白豆蔻仁、生薏苡仁、炒薏苡仁系三仁汤取三焦祛湿之意；炒苍术、炒白术健脾燥湿；茯苓、薏苡仁淡渗利湿；砂仁、五爪龙、黄芪益气健脾和胃祛湿；花生衣、羊蹄跟养血、清利湿热。脾湿邪化，气血生，血小板亦随之恢复。此法用于治疗特发性血小板减少性紫癜伴有痰湿体质，或久用激素及凉血解毒药，临床显现湿象，应以祛湿为主治疗。

三、健脾化湿、补肺通络治疗肺癌

肺癌在中医文献中散见于"息贲""肺积""肺痿""咳嗽""喘息""胸痛""劳咳""痰饮"等病证的有关记载中，《医宗必读·积聚篇》云："积之成者，正气不足，而后邪气踞之。"《杂病源流犀烛·积聚癥瘕痃癖痞源流》云："邪积胸中，阻塞气道，气不宣通，为痰为食为血，皆得与正相搏，邪既胜，正不得而制之，遂结成形而有块。"该病发病原因主要为先天禀赋不足，又外感六淫、内伤七情、饮食劳倦导致正气虚损，阴阳失调，肺气郁阻，宣降失司，气机不利，津液失于输布，津聚为痰，而见痰湿阻肺，痰凝加重气滞，气滞则血瘀，于是痰湿瘀毒胶结，日久形成肺部积块。故肺癌的病性为本虚标实，肺脾肾虚为本，气滞、血瘀、痰凝、毒聚为标。治疗当扶正祛邪，扶正补虚。《理虚元鉴》云："虚证有三统，统于肺脾肾是也，肺为五脏之天，脾为百骸之母，肾为性命之根……孰有大于此三者哉。"而肺、脾、肾之中又以脾为最重。脾主运化，胃主受纳，脾胃为"后天之本""脾为生痰之源"，肺虚日久，子病及母而见肺脾俱病。

案例：王某，女，40 岁，主因查出肺癌 3 个月于 2020 年 4 月 12 日初诊。患者于 2019 年 1 月体检时查出右肺下叶占位性病变，同年 4 月份行右肺下叶切除术，术后未进行放化疗。同年 12 月进行复查，显示无明显异常。患者自述平素常出现乏力，气短，胸闷，多梦，偶有出现咳嗽，咳痰，不欲饮食，食后出现腹胀，腹满，呃逆，嗳气，偶有反酸等症状，大便黏滞不成形，口干，晨起有黏痰不易咳出，不想喝水。舌质淡，苔白腻，脉弦滑。诊断：肺癌；辨证：湿浊内阻，肺脾两虚。治以化湿健脾，补肺通络。处方：党参 30 g，茯苓 30 g，生白术 30 g，陈皮 20 g，法半夏 10 g，山药 30 g，砂仁 12 g（后下），地龙 10 g，海浮石 20 g，鱼腥草 30 g，炒扁豆 15 g，焦神曲 30 g，海螵蛸 20 g，木香 15 g，竹茹 20 g，瓜蒌 30 g。14 剂，水煎服。

二诊：药后患者胸闷腹胀等症状好转，大便黏滞好转，仍有咳嗽、咳痰等症状，舌淡红，苔白腻，脉弦滑。上方去木香、海螵蛸，加化橘红 12 g、生黄芪 30 g。14 剂，水煎服。

三诊：药后患者精神较前大为好转，胸闷咳嗽减少，食欲增加，大便基本正常，仍偶有乏力、多梦等症状，舌红苔薄白，脉弦滑。上方去海浮石、炒扁豆，加茯神 20 g、炒枣仁 20 g。14 剂，水煎服。

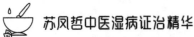

四诊：药后患者无明显不适感，舌淡红，苔薄白，脉弦。嘱患者停药改服代茶饮，不适随诊，茶饮处方：麦冬 5 g，百合 5 g，陈皮 5 g，西洋参 5 g。随访患者，同年 6 月、12 月复查均无明显异常，至今仍间断随诊。

按语：该患者为肺癌早期患者，虽无明显转移且行手术根治术，但该患者肺癌产生的病因为脾气虚弱，脾失健运，水谷精微不能生化输布，则蕴湿生痰，肺气虚弱，津液失于输布，痰贮于肺，而出现胸闷气短、纳呆等症状，如不及时改善肺脾两虚的症状，痰凝日久积聚恐生他变。故治疗以六君子汤加减，方中党参、白术、山药补脾益气，健脾燥湿；茯苓、炒扁豆健脾渗湿，半夏、陈皮燥湿化痰，和胃降逆；砂仁、木香行气降逆；竹茹、海浮石肃肺化痰；地龙、瓜蒌开胸顺气化痰；海螵蛸制酸和胃；焦神曲健脾消食，改善食欲，促进吸收，使气血生化有源。全方补肺益脾，化痰通络使痰湿得以吸收消除，以除患者之隐忧。

四、健脾和胃化湿治疗胃癌

胃癌属中医学"反胃""积聚""伏梁"等范畴。《景岳全书》云："凡脾肾不足及虚弱失调之人多由积聚之病。"《卫生宝鉴》云："凡人脾胃虚弱，或饮食过度，或生冷过度，不能克化，致成积聚结块。"胃癌多因饮食不节，或暴饮暴食，或饥饱无常，日久天长，脾胃受伤，由轻到重，逐步演变而成；或逢重大事件，过度的精神压力，或所欲不遂，郁怒难伸，气机不畅，导致胃失和降，寒湿内生，久则湿浊中阻，化热成毒，形成寒热胶结，夹瘀夹痰，难分难解，结聚成块，盘踞胃脘而成。在治疗胃癌时要强调顾护脾胃，调畅气机，注重湿邪，寒温并用。

案例：张某，男，61 岁，主因胃癌 1 年于 2018 年 12 月 2 日初诊。患者于 2018 年 1 月诊断为原发性胃癌，4 月行胃癌切除手术。术后未见淋巴结转移，未进行放化疗治疗。患者原有慢性胃炎、胃溃疡病史，有饮酒史。术后出现腹胀满，大便不规律，易便溏，怕冷，晨起口黏，有痰，不欲饮食，食后有嗳气，偶有反酸、口苦等症状，舌红苔黄腻，脉沉弦。诊断：胃癌；辨证：脾虚湿滞，肝胃不和。治以：健脾化湿，疏肝和胃。处方：法半夏 9 g，厚朴 12 g，陈皮 20 g，砂仁 12 g（后下），炒白术 30 g，山药 30 g，太子参 30 g，茵陈 12 g，茯苓 30 g，木香 15 g，苍术 12 g，海螵蛸 20 g，蒲公英 30 g，干姜 6 g，黄芩 10 g，焦神曲 30 g，瓦楞子 20 g（包煎）。14 剂，水煎服，每日 1 剂。

二诊：患者药后腹胀好转，食欲增加，14天内未出现反酸、口苦等症状，大便仍不规律，怕冷，晨起仍有黏痰不易咳出，舌红苔黄腻，脉弦。上方去木香、陈皮，干姜改为8g，加地龙12g、浙贝母15g。14剂，水煎服。

三诊：患者药后腹胀，腹满症状消失，晨起黏痰减少，大便有时正常，有时不正常，仍有怕冷，受凉后症状加重，舌红苔腻，脉弦。上方去瓦楞子、厚朴，加益智仁30g、炒麦芽30g、生黄芪20g。14剂，水煎服。

四诊：患者药后不受凉时大便基本正常，饮食不慎时偶有反酸、口苦，仍有怕冷，偶有气短、乏力等症状。舌红苔薄白，脉弦。上方调整为：太子参30g，生黄芪30g，砂仁12g（后下），山药30g，炒麦芽30g，炒谷芽30g，炒白术30g，茯苓30g，蒲公英20g，干姜10g，益智仁30g，茵陈12g，娑罗子12g，肉豆蔻12g，炒苍术15g，木香12g。21剂，水煎服，每日1剂。患者药后症状基本消失，饮食基本正常，嘱患者停药，按时复查，不适随诊。随访至今，患者近两年间断随诊，复查显示无明显异常。

按语：脾胃为后天之本，气血生化之源，李东恒提出"内伤脾胃，百病由生"。胃癌多由平素饮食不节，情志失常，脾胃虚弱而至，脾失运化，胃失受纳而至清气不升，浊气不降，清浊相干于胃，中焦壅滞，气机郁滞，胃络受损，胃体失养，湿浊中阻，盘踞胃脘日久而成。故在治疗时重在调畅气机，改善脾胃的运化功能，补益脾气，以求扶正祛邪。方中半夏、厚朴化痰散结，降逆和胃，行气开郁；茯苓、苍术、炒白术渗湿健脾，使脾气健运，则痰湿无以生；陈皮、砂仁、木香行气降逆；太子参、黄芪、山药补气益脾；茵陈疏利肝胆；焦神曲、炒谷芽、炒麦芽健脾消食，改善食欲，增加摄入，促进吸收，使气血生化有源；干姜温胃散寒，健运脾阳；蒲公英清化胃肠湿热，使脾胃健运；瓦楞子、海螵蛸制酸和胃。全方健脾益气，化湿温通，和降胃气，使壅塞于脾胃的痰湿得以运行，使气机得以运化，精气生化有源，精血充盈，得以濡养经络，故使胃癌不易复发。

五、补肝肾、扶中气治疗乳腺癌

乳腺癌，中医属于"乳岩"范畴。其发病率近年普遍呈上升趋势。在一些大中城市（上海、北京、天津、南京等）乳腺癌已成为女性恶性肿瘤发病的首位，给妇女健康和生命带来极大的威胁。西医多采用手术、放化疗、内分泌和免疫治疗，但这些疗法常造成不同程度的机体损伤，严重影响患者的生存质量。中医根据辨证论治的原则，采用中医药治疗乳腺癌及其并

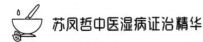

发症取得较好的疗效。中医药与放化疗相结合，西医治疗结束后，康复阶段的中医治疗，为乳腺癌的长期生存提供了有效的保障。中医治疗采取个性化、辨证论治方法，针对每个患者的体质及发病原因来治疗，从根本上祛除复发的原因，大大提高了患者的康复率，我们从临床发现，大部分乳腺癌患者都有脾胃失调的病史，又加之化疗药物最容易造成脾胃的损伤，故健脾和胃、助气血生化之源、滋养肝肾是乳腺癌常用的治法。

案例：刘某，女，64 岁，主因乳腺癌发病半年于 2020 年 6 月 4 日初诊。患者于 2020 年 1 月行右乳腺癌根治术，肿块大小 2.7 cm×1.3 cm，术后病理：浸润性导管癌，腋下淋巴 2/5，锁骨下淋巴 1/5，雌、孕激素受体 ER（+）、PR（-）。术后行 CAF 方案化疗 6 个周期，放疗 30 次。患者自述放疗 10 次后出现口疮反复发作、脱发、脱肛、耳鸣等症状。现停止放疗 20 余天，仍有口疮，饮食物欠佳，身体消瘦，脱发严重，大便黏滞不规律，一日数次或几天一次，每次大便后均有脱肛发生，夜间睡眠不好，耳鸣严重，心烦不得入睡，口干，口苦，舌红少苔，脉沉细数。诊断：乳腺癌；辨证：肝肾亏虚，湿热蕴结，中气下陷。治以补肝肾，清湿热，补中气。处方：太子参 30 g，生白术 30 g，茯苓 15 g，山药 20 g，石斛 30 g，焦神曲 30 g，连翘 12 g，木蝴蝶 12 g，川牛膝 30 g，炙甘草 20 g，生龙骨 30 g，生牡蛎 30 g（先煎），龟板 12 g（先煎），砂仁 12 g（后下），虎杖 20 g。14 剂，水煎服。

二诊：药后患者口疮好转，睡眠好转，大便仍不规律，耳鸣时有发生，大便后仍有脱肛等症状，食欲好转，精神好转。舌红少苔，脉弦。上方去连翘、木蝴蝶，加升麻 8 g、益智仁 30 g。14 剂，水煎服。

三诊：药后患者精神好转，大便好转，睡眠好转，耳鸣消失，仍有口干，偶有大便后脱肛，但较前次数减少。舌红苔薄，脉弦。上方加生黄芪 30 g。14 剂，水煎服，每日 1 剂。

四诊：药后患者大便基本正常，口疮没有复发，嘱患者继续进行放疗治疗，但需拉长放疗间隔，间期服中药进行机体机能恢复。随访患者通过中西医结合治疗，顺利完成放化疗的治疗，至今复查均无明显异常。

按语：本案乳腺癌经过西医放化疗治疗，症见：口疮反复发作，脱发，脱肛，耳鸣，大便黏滞不规律，心烦不得入睡，口干，口苦，舌红少苔，脉沉细数。中医辨证属于肝肾不足，湿热内蕴，中气下陷。故治疗重在调畅气机，改善脾胃的运化功能，补肝肾，清湿热以求扶正祛邪。方中太子参、白术、山药补脾益气；砂仁理气健脾；连翘、木蝴蝶清热解毒；炙甘草、龟板滋阴养血；龙骨、牡蛎重镇安神，滋阴潜阳；方中茯苓健脾渗湿，石斛益胃生津，脾喜燥，胃喜润，茯苓配伍石斛使脾胃阴阳相合，升降相宜，润燥相济，能纳化正常；焦神曲健脾消食，改善食欲，增加摄入，促进吸收，使气血生化有源。全方清补兼施，升降相宜，润燥相济减少了放化疗的毒副作用，提高患者放化疗的完成率，增加患者免疫功能，从而提高临床疗效。

第七节　经络肢体病证医案

一、祛湿化瘀治疗银屑病性关节炎

银屑病性关节炎是一种与银屑病相关的炎症关节病，本病持续时间长，不易根治，终末期可导致相应部位的关节僵硬、变形，使生活质量大大下降。中医将本病归属于"尪痹""历节病""大偻"等范畴，根据皮损描述，属中医"白疕""蛇虱"。关于本病的病机，《杂病源流犀烛·诸痹源流》曰："痹者，闭也，三气杂至，壅蔽经络，血气不行，不能随时祛散，故久而为痹。"《素问·至真要大论》曰："夫百病之生也，皆生于风寒暑湿燥火，以之化之变也。"银屑病的发生不外内、外二因，外因主要为风、寒、湿三气杂至，闭阻经络肢节，内因主要为素体阳虚、卫外不固，导致外邪乘虚而入，发为痹证。也有认为本病系风湿毒热痹阻经络所致。治疗此类疾病时要扶正祛邪，内外兼顾，尤其重视湿瘀致病。湿性黏滞，致病多缠绵难愈；瘀血痹阻，病位多固定。银屑病关节炎，关节疼痛日久、局部僵硬变形，病位固定，缠情迁延，是湿瘀杂合致病的表现，治疗当祛湿化瘀。

案例：刘某，男，64 岁，主因银屑病性关节炎 10 余年于 2018 年 11 月 7 日初诊。症见：左足跖趾关节、双手指间关节肿痛，银屑病皮疹累及上下肢，全身瘙痒，面部尤重，胸闷气短，乏力，入睡困难，白天易困，大便稀溏多年且黏滞，舌暗红，苔薄腻，脉弦滑。辨证：脾肾亏虚，湿毒瘀阻。治疗当健脾胃，补肝肾，祛湿毒，通经络。方药：太子参 15 g，生黄芪 30 g，炒白术 15 g，生山药 15 g，川牛膝 30 g，炒杜仲 20 g，乌梢蛇 8 g，全蝎 3 g，地骨皮 30 g，牡丹皮 12 g，白鲜皮 30 g，炮姜 12 g，虎杖 15 g，蜈蚣 4 条，首乌藤 15 g，土茯苓 30 g。配方颗粒，7 剂，每日 1 剂，早晚冲服。

二诊：2018 年 11 月 14 日。药后关节疼痛明显减轻，跖趾关节、双手指间关节稍痛，仍大便稀溏，黏滞，头胀，全身仍瘙痒，睡眠好转，近两日咽痛。舌红，苔黄腻，脉弦滑。方药：上方去黄芪、杜仲、首乌藤，加用海桐皮 20 g、蛇床子 20 g、木蝴蝶 12 g，7 剂。

三诊：2018 年 11 月 21 日。药后跖趾关节无明显疼痛，双手指间关节肿胀感，指尖稍痛，全身瘙痒减轻，大便黏腻，睡眠较差。舌红，苔黄腻，脉弦滑。方药：太子参 15 g、炒白术 15 g、生山药 15 g、虎杖 20 g、土茯苓 30 g、川牛膝 30 g、乌梢蛇 8 g、全虫 3 g、蜈蚣 4 条、地骨皮 30 g、丹皮 12 g、海桐皮 20 g、白鲜皮 30 g、蛇床子 20 g、首乌藤 15 g、钩藤 15 g，7 剂。药后关节无明显疼痛，双手指间关节晨起有胀感，全身瘙痒进一步减轻，大便稍黏腻，睡眠改善。之后以上方加减，治疗 1 个多月。

2019 年 3 月初随访，患者诉天气变化时，双手指间关节有胀感，无关节疼痛、明显瘙痒等不适。

按语：本案患者银屑病伴有关节肿痛，平素便溏乏力，为脾虚湿重之象，肾主骨、肝主筋，故关节病变当责之肝肾，故本案以健脾胃、补肝肾、祛湿毒、通经络为法。方以太子参、山药、黄芪、杜仲、牛膝、白术、炮姜、蛇床子等温补脾胃，补益肝肾；以土茯苓、虎杖等解毒除湿，通利关节；白鲜皮、地骨皮、牡丹皮、海桐皮、首乌藤、钩藤等以皮达皮、以藤通络，祛风胜湿、清热解毒、通络和血；全程以乌梢蛇、全虫、蜈蚣祛风邪，通经络，止痹痛。本案多种治法标本兼顾，丝丝入扣，故收效明显。

二、清热除湿、健脾益肾治疗痛风

痛风是因嘌呤代谢紊乱引起的一组异质性疾病，由于尿酸产生过多和（或）排泄障碍而致血尿酸水平增高，尿酸盐结晶在体内沉积所导致的疾病。表现为特征性关节炎反复发作，迁延不愈，严重者可导致关节肿胀畸形，关节活动障碍，痛风石形成，累及肾脏可引起尿酸钠盐肾病、尿酸结石及尿酸性肾病。痛风病归属于中医"痹证""白虎""历节病""脚气""痛风"的范畴。病因有内因、外因、不内外因之分。历代医家从邪正相争、本虚标实的角度来认识本病，认为先天禀赋不足，后天失养，正气亏虚，脾肾不足，感受风寒暑湿等外邪，郁而化热；或感受燥热火邪，或嗜食膏粱、醇酒无度，脾胃运化不利，湿热留于筋骨而发病。痛风应从标、本两个方面来认识。标主要是湿、热、毒、瘀，其病机主要与饮食起居失宜、风寒湿热外侵有关；本则责之脾、肾。"脾为后天之本"，脾主运化水谷精微，若健运失职，水液积聚，蕴湿生痰，痰湿久羁生瘀阻，凝成瘀毒内生。"肾为先天之本"，肾主骨，肾主藏精，肾精充足则骨壮髓健，若肾精亏虚，壮骨生髓无源，久为痹病；脾肾两虚，影响气血津液运行，使气血瘀阻，痰湿结聚于肢体关节经络，化热成毒，引起痹痛。

案例：张某，男，23岁，主因高尿酸血症2年多于2019年8月21日初诊。2个月前发生痛风性关节炎，表现为左脚第一跖趾关节肿痛，经消炎止痛后好转，但仍间断疼痛，平时胃反酸，大便不成形，睡眠不实，多梦，舌红，苔薄白，脉弦沉。中医辨病为痛风病；辨证为湿热内蕴，脾肾亏虚。治以清热除湿，健脾益肾。方药：法半夏10 g，炒苍术15 g，炒白术15 g，茯苓30 g，泽泻20 g，土茯苓20 g，虎杖15 g，蚕沙20 g（包煎），砂仁12 g，木香12 g，干姜12 g，黄芩12 g，海螵蛸15 g，合欢皮20 g，酸枣仁30 g，补骨脂12 g，乌梢蛇6 g。配方颗粒，每日1剂，早晚分服，7剂。

二诊：2019年8月29日。药后左足关节疼痛未发作，胃中反酸减轻，大便成形，仍睡眠多梦，乏力，舌脉同前。方药：生黄芪15 g，炒白术15 g，茯苓30 g，泽泻20 g，土茯苓30 g，绵萆薢15 g，砂仁12 g（后下），生姜12 g，威灵仙15 g，海螵蛸15 g，合欢皮20 g，酸枣仁30 g，乌梢蛇6 g，虎杖15 g，蚕沙20 g（包煎），黄芩10 g，21剂。

按语：本案患者形体偏胖、平素大便不成形、乏力为脾肾亏虚的表现，整体代谢缓慢，嘌呤代谢紊乱导致高尿酸血症的发生。本案发病脾肾不足为根本，后天喜食膏粱厚味，进一步损伤脾胃，脾胃虚弱，运化失职，酿生湿浊，痰阻血瘀。长期高尿酸血症，尿酸沉积于关节则发生痛风。治疗上因患者就诊时存在关节疼痛，故以清热除湿、活络止痛治其标，药用茯苓、泽泻化浊，土茯苓、黄芩、萆薢、威灵仙、乌梢蛇除湿为主；并以蚕沙、砂仁、法半夏、苍术燥湿运脾；以白术、干姜、补骨脂、黄芪等温补脾肾治其本。人体体质的调理及代谢的改善是一个相对长期的过程，故二诊时开药21剂。高尿酸血症及痛风为代谢性疾病，长期控制血尿酸达标，需要平素生活习惯的改善，以及同时服用中药调理以纠正人体阴阳的失衡。故此类患者应忌食生冷寒凉之品，除了冰镇食物，还有生蔬、水果、寒性药物等，注意胃部保暖，同时以醋泡姜晨起服用，以温中散寒、健脾除湿，尽量使大便保持正常。

三、健脾调营卫治疗产后痹

"产后痹"是指妇人产后气血亏虚，复感风寒湿之邪，痹阻经络，流注于肌肉关节所致。早在唐代就有产后中风的记载，如《经效产宝》曰："产后中风，身体疼痛，四肢弱不遂。"民间称为产后风、产后关节痛，是临床多发病。由于妇人产后血虚，复感于寒，其症状与正常人感寒所发风寒湿痹症有所不同，并且病情缠绵难愈，治疗颇为棘手，故路志正先生于20世纪70年代，提出产后痹的病名诊断及辨证施治。认为此病不同于寻常之痹证，盖产后气血亏虚，营卫失和，复受风寒湿邪，导致经脉痹阻，血行不畅，风寒湿流注关节肌肉，发为产后痹，故治疗当以补气养血，调和营卫，祛风除湿通络。盖脾胃化生气血充养营卫，脾胃调则营卫和。故李东垣的弟子罗天益治疗营卫失和之证，多从调理脾胃入手，重用甘辛之剂。甘能补脾益气，辛则发散风寒，如用大剂辛散祛风燥湿之品，徒伤阴血，反致病邪越加胶结难去。

案例：王某，女，40岁，主因产后关节疼痛6年于2018年6月28日初诊。患者于6年前产后受凉，出现肘、膝关节疼痛，后每遇气候变化，阴雨天气疼痛加重。当地医院检查抗"O"阳性，曾服中西药物，疗效不著。症见关节疼痛，微汗则舒，遇寒湿加重，入睡难，多梦，双目痒甚，餐后腹胀，矢气少，呃逆，经前乳房胀，少腹微痛，量中等，有血块，大便2~3日一行，服中药后便秘改善，成形，溲黄，舌体中，质暗尖红，苔薄少苔，脉沉弦小紧。诊断为产后痹；辨证为气血两虚，营卫不和，脾失健运。治则：益气健脾，调和营卫。处方：生黄芪20 g，太子参12 g，桂枝8 g，赤、白芍各12 g，生白术30 g，川芎9 g，生地12 g，厚朴花12 g，旋覆花10 g（包煎），姜半夏10 g，炒三仙各12 g，夜交藤18 g，伸筋草15 g，鸡矢藤15 g，枳实15 g，生龙牡各30 g（先煎），生姜2片，大枣2枚为引，14剂。

二诊：2018年7月12日。服药后关节疼痛症状明显缓解，眠差怕冷，汗多、腹胀、呃逆等症状亦改善，但停药后症状复发。刻下：关节疼痛以双膝关节疼痛明显，眠差多梦，头痛。经前乳胀，行经腹痛，周期正常，二便正常，舌中质淡略暗，苔薄白，脉沉弦细。治宗上法，上方去太子参、姜半夏，加防风10 g、片姜黄12 g、海桐皮12 g、地龙12 g、甲珠10 g，14剂。

三诊：服上方14剂后双肘关节疼痛，畏风寒减轻，已能穿短袖上衣，出汗减少。刻下：仍有双肘关节轻微疼痛，畏风，右肩背明显，服药后半小时出现腹胀，偶有头痛，纳食不馨，饮水较前减少，夜寐较前好转。舌质红、苔薄白，脉沉细。治以益气和血，祛风通络。处方：五爪龙15 g，生黄芪20 g，当归12 g，川芎10 g，生地12 g，赤、白芍各12 g，桂枝8 g，半夏10 g，夜交藤18 g，厚朴10 g，甲珠10 g，乌蛇10 g，炒三仙各12 g，炙甘草6 g，豨莶草15 g，炒枳实12 g，炒苍、白术各12 g，14 剂。

四诊：服上方21剂、加味保和丸1袋，2次/日，刻下：诸症较前明显减轻，双膝、肘关节在受风及阴雨天时似有疼痛，平素已无明显疼痛，右肩背疼痛恶风明显减轻，已无头痛不适。服药后约半小时仍有轻度腹胀，程度和时间均减。近日常有畏寒，汗出，喜凉食，但进食凉饮胃胀加重并出现双膝和双肘关节疼痛。纳食有增，饮水可，夜寐好转，大便每日行1~2次。已无大便干燥，小便调。2月份体重增加2 kg。舌体中质淡红，苔薄白，脉沉细小弦。证属时转初伏，燥邪渐生。上方去川芎、豨莶草，生地改15 g，加鸡矢藤15 g、忍冬藤18 g，14 剂。

五诊：服上方14剂后，已无明显不适主诉，属原方再进14剂以善其后。随访至今未发。

按语：本例患者因产后受凉出现关节疼痛6年，感寒后症状加重，系产后气血不足，感寒而病，我们称之为产后痹；因感寒而发，得微汗则舒，知其为气血不足，营卫失和，复感风寒所致，与《伤寒论》中桂枝汤证颇为相似，《伤寒论》载："太阳中风，阳浮而阴弱，阳浮着热自发，阴弱者汗自出，啬啬恶寒，淅淅恶风，翕翕发热，鼻鸣干呕者，桂枝汤主之。"本例关节疼痛，伴有食后腹胀，乏力，睡眠欠佳，月经失调等系产后气血两虚，营卫不和，脾失健运所致，虽为痹证，但以虚为本，疼痛为标，为本虚标实之证。遂以桂枝汤调和营卫；四物汤养血活血；因其平素腹胀、呃逆，经前乳胀，知其原有肝胃失和，又以平胃散合旋覆花、当归、白芍、枳实理气养血柔肝；夜交藤、生龙牡安神；伸筋草、五爪龙祛风活络；太子参益气养阴。服药14剂后，关节疼痛有明显缓解，然本证属本虚标实之证，不可求速效，须缓图之，遂在原方基础上，酌加甲珠、乌蛇、地龙等虫类药，增强其通络之力。本证用药重在补气血，调营卫，通经络，有根据兼夹症状，佐以疏肝和胃、养血安神之品，标本兼顾，法度严明，故药后收到很好效果。

四、清利湿热、疏风治疗狐惑病

狐惑病是一种与肝、脾、肾，湿热内蕴有关的口、眼、肛（或外阴）

溃烂，并有神志反应的综合征。狐惑病首载于《金匮要略·百合病狐惑阴阳毒篇》："狐惑之为病，状如伤寒，默默欲眠，目不得闭，卧起不安，蚀于喉为惑，蚀于阴为狐，不欲饮食，恶闻食臭，其面目乍赤、乍黑、乍白、蚀于上部则声嘎，甘草泻心汤主之。"指出本病以脾胃湿热为主要病机。究其原因不外乎外感、内伤两个方面，外感可由感受风热而发，内伤则以情志不舒、饮食所伤、久病体虚为主。或有外感、内伤复合病因所致者。总以内热为患，湿热之毒内侵所致。或湿热蕴久伤阴，出现湿热、阴虚为主的病势趋向，治疗应以清热祛湿为主，佐以疏风散热、养阴凉血之法。

案例：刘某，男，48 岁，主因手足面部结节性红斑 1 年多于 2018 年 10 月 28 日初诊。患者 1 年前因手足结节性红斑，疼痛，在协和医院诊断为"白塞病"，间断服用雷公藤等至今，来诊时症见：手足指关节，面部结节性红斑，背部散在大量脓疱疮，瘙痒，疼痛，足底痛，周身关节游走痛，口腔溃疡，视物模糊，眼干涩多泪，二便常，心烦易怒，偶有头晕，头痛如锥刺，睡眠可，阴茎溃烂刺痒。自幼（10 岁）即患口疮，时发时止，舌体稍胖，边有齿痕，舌红舌边有溃疡，苔白腻，脉弦滑小数。西医诊断：白塞病。中医诊断：狐惑病；中医辨证：脾胃湿热内蕴，湿热弥漫三焦，肝经风热。治以祛湿解毒，疏风清热。当归拈痛汤合半夏泻心汤加减，处方：丹参 15 g，羌活 10 g，防风 10 g，防己 12 g，升麻 10 g，青蒿 18 g，黄连 10 g，黄芩 10 g，茵陈 12 g，制半夏 10 g，干姜 10 g，炒苍术 12 g，知母 10 g，苦参 8 g，金银花 15 g，鸡矢藤 15 g。10 剂，水煎服。外洗方：苦参 12 g，马鞭草 20 g，防风 12 g，防己 15 g，地肤子 15 g，蛇床子 12 g，苏木 20 g，当归 15 g，芒硝 30 g，白矾 10 g，金银花 15 g，连翘 12 g，甘草 10 g，水煎先熏后洗阴茎，10 剂。药后头晕、头痛症减，周身关节痛也有减轻，口疮未见新发。上方去升麻、炒苍术，加虎杖 12 g、土茯苓 20 g，14 剂，水煎服。

二诊：2018 年 11 月 21 日。药后面部红斑已减，口舌溃疡均消失，结合外洗药物，阴茎刺痒症消失，继如法调理，上方去羌活、防风，加晚蚕沙 15 g、萆薢 12 g、天冬 12 g、麦冬 12 g，14 剂，水煎服。

三诊：2018 年 12 月 10 日。药后病情平稳，口腔，阴部溃疡未发，其他症状也有减轻，精神状态尚可，继以上方进退，半年后随访，病情已明显好转。

按语：狐惑病是一种与肝脾肾湿热内蕴有关的口、眼、生殖器溃烂，并有神志反应的综合征。本案患者以面部红斑及口腔、阴部溃疡为主，从症状特点看属于肝经风热，脾胃湿热内蕴，故治以疏风清热、祛湿解毒法。仿当归拈痛汤合半夏泻心汤意加减，药用羌活、防风疏散风热祛除表湿；升麻升阳祛湿；防己祛除肌肉之湿；青蒿、黄连、黄芩、知母、苦参、鸡矢藤、茵陈清肝热，利湿热；半夏、干姜、炒苍术温脾和胃燥湿；金银花清热解毒；丹参活血化瘀。全方治疗以肝、脾为中心，以祛湿清热为重点，佐以凉血清肝，健脾助运和胃之品，使肝脾调，湿热清，则溃疡得以缓解。

五、健脾润肺抑肝治疗燥痹

燥痹指燥邪损伤气、血、津、液而致阴津耗损，气血亏虚，使肢体筋脉失养，瘀血痹阻，脉络不通，导致肢体隐痛，甚至肌肤枯涩，脏器损害的全身性疾病。燥是致病之因，亦是病理之果，痹是病变之机。燥痹的临床表现为口鼻咽燥少津，眼干泪少，口干口渴，渴不多饮，肌肤干涩，肢体关节微肿或不红肿，屈伸不利，隐隐作痛，舌红少苔或无苔，脉细数或细涩。本病以心、肝、脾、肺、肾各脏及其互为表里的六腑、九窍特有的阴津亏乏之表现为其临床特征。一年四季皆可发病，但以秋冬季节为多见。燥痹系多脏器损伤，病症复杂，治疗上往往多脏同调，不寓于一方一法。由于脾胃关乎津液的生成，故治疗肺肝同病的燥证，可通过调理脾胃的方法达到治疗目的。清朝赵海仙治疗抑郁伤肝，肝火犯肺之咳逆频作之证，伴有声音不扬，精神萎靡困顿，饮食减少，大便溏泻，脉弦细而数者。即是运用补土生金泻肝之法，肺肝同病，治取脾胃。

案例：尹某，女，58岁，主因患干燥综合征1年于2019年1月15日初诊。症见：口舌干燥，眼干、鼻干，关节疼痛，头晕耳鸣，纳食不馨，食后胃脘部及左下腹胀满不适，腹中肠鸣，大便干燥，睡眠不实，汗出，烦躁易怒，周身乏力，干咳少痰，每日饮水量多，舌暗红，少苔，脉沉细。中医辨证为燥痹，系肺津、肝阴、脾胃之阴皆受伤，升降失常所致。治以健脾润肺生津法佐以疏肝。药用：太子参12 g，南沙参12 g，麦冬12 g，石斛12 g，生白术20 g，炒山药12 g，炒神曲15 g，苦桔梗12 g，茵陈15 g，生谷芽、麦芽各30 g，当归12 g，素馨花12 g，炒白芍15 g，炒枳实15 g，夜交藤20 g，绿萼梅12 g，生薏苡仁20 g，炙甘草8 g。药后诸干燥症状减轻，继如法调理数月，病情缓解。

按语：燥痹系多脏器损伤所致，病症复杂，由于是津液亏乏而为燥，故凡津液代谢障碍所涉及的脏器，如肺、脾胃、肝、肾损伤皆可为病。本病口舌干燥，眼干、鼻干，从干燥定位看，与肺、肝、脾有关，又见纳食不馨，食后胃脘部及左下腹胀满不适，腹中肠鸣，大便干燥，周身乏力系脾胃虚弱，升降失常所致；睡眠不实，汗出，烦躁易怒，头晕耳鸣乃肝失疏泄，气郁化火所致；干咳少痰，舌暗红，少苔，脉沉细为肺失清肃，痰湿内停所致。本证涉及脾胃、肺、肝脏器失调，肝失疏泄，"木火刑金"，则肺失清肃，脾胃居于中焦，为气机升降之枢纽，与肺、肝一起，在津液生成、代谢过程中，起到协调作用，若三脏功能失调，均可引起津液代谢的障碍，导致津液亏乏而出现燥证。患者属肺肝脾同病，病情复杂，仅治一脏，恐他脏难平，故路志正教授采取上下同病取其中的原则，从中焦脾胃入手，使中气一建，肺肝升降自调。故药用生白术、炒山药、生薏苡仁、桔梗健脾以升清；枳实、炒神曲消食以和胃；太子参、沙参、麦冬、绿萼梅、白芍润降以养肺肝之阴；素馨花、茵陈、生麦芽生发少阳之气。通过调理脾胃、肺肝之升降，以使脏腑功能调和，以达到"水精四布，五经并行"，使燥痹顽症得以缓解。

六、温阳散寒除湿治疗膝痹

膝痹是膝关节骨性关节炎的中医诊断。该病由肝肾亏虚，筋骨失养，风寒湿痹所致。素体虚弱，正气不足，肝肾亏虚是本病的内因。冒雨涉水、久居湿处，风寒湿等气候变化是发病的外因。内外因共同致病。《济生方》认为痹证："皆因体虚，腠理空疏，受风寒湿气而成痹"，强调了内外因合邪致病的重要性。对于本病的治疗，扶正祛邪为正治之法。扶正首要注重后天脾胃，以化湿健脾、恢复运化为其根本。疏肝理气、调畅气机为其枢纽，补肾通络，祛湿润燥，使津液得复、固本正源。祛邪则用祛风散寒除湿之剂，已达邪去正安。

案例：平某，女，49岁，主因双膝关节疼痛2年多于2018年3月10日就诊。患者2年多来双膝关节疼痛反复发作，遇风受寒时加重，晨起加重，得热可减，局部皮色略红，触之温度不高，双膝回弯轻度受限。于协和医院诊断为"类风湿关节炎"，曾予口服泼尼松龙、甲氨蝶呤治疗效果不显，经人推荐就诊。症见：双膝关节疼痛，活动受限，伴有乏力，纳眠可，二便尚调，舌胖大苔薄黄有齿痕，脉沉细。西医诊断：类风湿关节炎。中医诊断：膝痹；证属脾肾亏虚，风寒湿阻络。治以调补脾胃，疏肝理气，补肾通络，温阳除湿，祛风散寒。方药如下：炒白术15g，姜厚朴10g，砂仁10g（后下），木香12g，香附12g，佛手10g，川牛膝20g，生黄芪30g，女贞子

12 g，太子参 15 g，补骨脂 12 g，乌梢蛇 6 g，全蝎 3 g，蜈蚣 2 条，首乌藤 15 g，海风藤 15 g。7 剂，每日 1 剂，水煎服。

二诊：药后膝关节疼痛减轻，仍活动受限，乏力等症好转，纳寐可，二便调，舌脉同前。上方去香附、厚朴，加木瓜 15 g、络石藤 15 g。14 剂，水煎服。

三诊：药后膝关节疼痛续减，活动度也有好转。继以上法调理月余，诸症有明显改善。

按语：类风湿关节炎主要表现为膝关节疼痛，活动受限，中医诊断为膝痹，证属脾肾亏虚，风寒湿阻络，治以补脾肾，疏肝通络，祛风散寒除湿。方中用炒白术、姜厚朴、砂仁健脾和胃，固护正气；木香、香附、佛手疏肝理气，通络止痛；生黄芪、女贞子、太子参、补骨脂补肾通络，温阳除湿，散寒止痛；川牛膝引经下行、逐瘀通经，从固护肾脏角度出发，使津液得复、疼痛自止；首乌藤、海风藤等藤类药，祛风散寒止痛；乌梢蛇、全蝎、蜈蚣等虫类药搜风通络，解痉止痛；分别用藤类药和虫类药渐进增加止疼效果，增强疗效。整方注重脾胃运化，注重脾胃功能，从固护肝脾肾三脏角度出发，调补机体正气，抵御外邪入侵，以达到祛邪不伤正的目的。

七、升阳除湿治疗湿疹

湿疹是由于多种因素引起的炎性渗出性皮肤病。中医称之为"湿疮""侵淫疮"。《内经》认为"诸湿肿满，皆属于脾"。脾虚运化功能失职，水液代谢失常，造成水湿内停，湿气泛溢于肌肤，发为湿疹。治疗以祛湿为要，湿在于内，宜燥湿、利湿；在于外，则宜芳化、宣透。病在肌表，总宜祛湿加通络之品治之。

案例：于某，男，61 岁，主诉湿疹 10 余年于 2017 年 10 月 28 日初诊。现病史：湿疹常于入秋后加重，换季时明显，怕冷全身痒，疹色红，无破损，常于夜间 12 时开始痒作，夜间 3 时至 4 时痒甚明显，白日身痒微轻，大便不成形，每日 2 ~ 3 次，睡眠尚可，舌红质暗，边有齿痕，脉弦细。中医诊断：湿疹（浸淫疮）；辨证：脾阳不振，水湿内生，走于肌肤日久而成。治则：健脾益气，升阳除湿解毒。处方：清震汤合五皮五藤饮加减。药用：炒苍术 15 g，荷叶 12 g，升麻 5 g，地骨皮 30 g，丹皮 12 g，海桐皮 30 g，白癣皮 30 g，首乌藤 20 g，海风藤 15 g，生黄芪 20 g，炒白术 15 g，蛇床子 30 g，茯苓 30 g，高良姜 12 g，炮姜 12 g，山药 20 g，牛膝 30 g。7

剂，每日 1 剂，水煎服。药后湿疹夜间 3 时至 4 时痒发作减轻，大便不成形有改善，继以上法调理，1 个月后，湿疹缓解，痒消失。

按语：患者湿疹 10 余年，反复发作，畏寒，换季发作明显，大便不成形，结合舌、脉，系脾阳不振，湿邪浸于肌肤日久所致。方中炒苍术辛热，强胃健脾，疏泄阳明之湿；升麻其性属阳，发散脾胃郁火；荷叶气香，能升助胃中清阳之气上行；五皮五藤饮加减，丹皮、海桐皮、白鲜皮、地骨皮、首乌藤、海风藤、蛇床子有祛湿清热，祛风除湿之功；生黄芪、山药、炒白术、炮姜、高良姜、牛膝益气健脾，温中除湿。全方以健脾胃、升清阳、祛湿毒为要，升利结合，升阳除湿，病随之缓解。

第八节　妇科病医案

一、健脾化湿补肾治疗不孕症

不孕症一般分为血瘀、湿热、肝郁、肾虚等。现代人饮食不节，工作压力较大，导致肝脾气血不调，而致脾虚湿盛，气机不畅，气血运行失调，而致冲任无法充盈，滞涩冲任，壅堵胞脉，不能凝精成孕。正如《傅青主女科》所说："补脾气以固脾血，则血摄于气之中，脾气日盛，自能运化其湿，湿既化为乌有，自然经水调和"。故治疗不孕症常从脾胃入手，以调畅气机，补益肝肾，使精血充盈，凝精成孕。

案例：陈某，女，35 岁，主因继发不孕 7 年于 2019 年 6 月 12 日初诊。患者 2010 年结婚，2012 年曾自然受孕，后因个人原因，妊娠 2 个月时进行"刮宫流产"一次，后近 5 年来未避孕而未怀孕。平素月经周期基本正常，人流后月经量减少，经期缩短。经行时有头痛、腰痛、腰酸等症状，行经前几天有小腹坠痛、乳房胀痛等症状，白带量多，偶有色黄有异味。平素脾胃虚弱，饮食稍有不慎即出现胃痛、便溏等症状，食欲欠佳，形体枯瘦，面色无华。常自觉乏力，气短，睡眠多梦，情绪易急躁，舌暗红苔薄白，脉沉细滑。诊断：不孕症；辨证：脾虚湿盛，肝肾两虚，冲任失调。治以健脾化湿，补肾填精。处方：党参 20 g，砂仁 12 g（后下），炒扁豆 15 g，山药 20 g，炒白术 30 g，茯苓 30 g，莲子肉 15 g，熟地 20 g，川牛膝 30 g，菟丝子 20 g，山萸肉 15 g，龟板 10 g，黄柏 8 g，鸡冠花 15 g，炒谷芽 30 g，炒麦芽 30 g。14 剂，水煎服。

二诊：药后患者自觉睡眠改善，食欲增加，白带量减少，大便基本成形，乏力症状有所改善，舌暗红苔薄白，脉沉细滑。上方去鸡冠花、莲子肉，加郁金 12 g，川芎 12 g。14 剂，水煎服。

三诊：药后患者月经来潮，本次月经经量较前有所增加，经期头痛、腰酸等症状有所改善，睡眠好转，仍有急躁、乏力等症状，偶有出现夜间手足心热等症状。上方改为：太子参 30 g，茯苓 15 g，炒白术 15 g，女贞子 12 g，白芍 12 g，柴胡 12 g，砂仁 12 g，桑寄生 15 g，炒杜仲 20 g，菟丝子 20 g，川牛膝 30 g，山药 30 g，红花 10 g，炙甘草 20 g，龟板 10 g，炒谷芽 30 g，郁金 12 g，香附 15 g。28 剂，水煎服。

四诊：药后，患者本月月经来潮，较前经量增加，经期头痛、腰酸等症状较前有明显好转，面色较前有光泽，睡眠好转，仍有多梦大便基本成形。夜间手足心热消失，舌红苔薄白，脉弦滑。上方加枸杞子 15 g，28 剂，水煎服，每日 1 剂。

五诊：药后患者月经来潮时月经量较前基本正常，经期头痛、腰酸等症状好转平素睡眠好转，面色较前有光泽，体重较前有所增加。舌红苔薄白，脉弦。上方续服 28 剂。

六诊：药后患者无明显不适，偶有受凉后腹痛、腹泻，嘱患者停药备孕。平素注意保暖，少吃寒凉，辛辣食物。随访患者于停药后 3 个月后受孕。

按语：肝主藏血，主疏泄，肾主生殖，冲任督脉和肝肾经的关系最为密切，而带脉循行于腰腹之中，如唐容川所说："带脉出于肾中，以周行脾位，由先天交于后天脾者也"，可见带脉与脾肾经的关系最为密切，因此调理肝、脾、肾经可达到调节冲任督带的功效。本证 7 年不孕，症状表现为肝肾不足，脾肾两虚，湿阻精亏。故从调肝肾、补脾祛湿入手，方中用党参、白术健脾益气，白术甘而柔润，升清降浊，无伤阴之弊，配伍扁豆、茯苓化湿健脾，炒谷芽、炒麦芽调和脾胃；用菟丝子温补三阴经，益精髓，加山萸肉、熟地益肝滋肾益精，山药、莲子肉补脾益阴，滋肾固精；牛膝益肝肾精气，加龟板滋阴潜阳，黄柏、鸡冠花清下焦湿热。全方配伍从肝、脾、肾三经调理入手，达到补肾精、和脾胃、调冲任的效果。

二、从湿治疗痛经案二则

妇女正值经期或行经前后，出现周期性小腹疼痛，或痛引腰骶，甚者剧烈昏厥者,称为"痛经",亦称"经行腹痛"。痛经是临床最常见的疾病,多发于生育年龄的女性。原发性痛经一般在初潮开始或初潮后 6～24 个月就会发生。疼痛通常持续 8～72 小时,在月经的第一或第二天是最严重的,并且可以辐射到背部和大腿。继发性痛经是由明确的疾病引起的痛经,如子宫内膜异位症、子宫肌瘤、盆腔炎等炎性疾病,痛经出现的时间是在正常行经 2 年后才开始。其中原发性痛经占 90% 以上。中医方面,痛经以患者临经腹痛为主症,辨证主要区分虚、实、寒、热。如患者素多抑郁,肝气郁滞;或喜食生冷,寒客胞宫均可使血海气机不畅,不通则痛,发为痛经。又如素体气血亏虚,禀赋不足,久病耗伤气血以致血海空虚,冲任胞宫失去经血濡养,不荣则痛,发为痛经。我们从临床体会到:原发性痛经的发生多系脾肾阳气不足,寒湿内生,不能温煦冲任胞宫,不荣则痛;虚寒滞血,血行不畅,瘀滞胞宫,不通则痛;两者相互影响,虚实夹杂,发为痛经。治疗时虚实兼顾,补泻同调,口服药物调理的同时,加强平素生活方式干预,往往能收到很好的临床效果。

1. 健脾化湿疏肝治疗痛经

案例:齐某,女,32 岁,主因痛经 10 余年于 2018 年 3 月 17 日初诊。自月经初潮后,每月行经即腹痛,近年逐步加重,于月经前后出现小腹坠胀疼痛,腰酸沉,严重时出现呕吐和头痛,需口服止痛药方可缓解,有肛门憋胀感,平素大便不成形,黏腻不易排出,晨起口干,口苦,急躁,工作压力较大,饮食不慎则胃痛,胃胀,嗳气反酸。胃镜显示有浅表性胃炎,月经周期不规律,睡眠不好,舌红苔白腻,脉弦滑。中医诊断:痛经;证属肝郁脾虚,寒湿阻络。治以健脾化湿,疏肝解郁为主。方选逍遥丸合香砂平胃散加减,处方:柴胡 12 g,当归 15 g,白芍 20 g,生白术 30 g,茯苓 30 g,牡丹皮 12 g,栀子 12 g,香附 15 g,郁金 12 g,砂仁 12 g(后下),厚朴 12 g,陈皮 12 g,苍术 15 g,山药 15 g,酸枣仁 30 g,瓦楞子 20 g(包煎),海螵蛸 12 g。7 剂,水煎服。

二诊:药后患者自述胃胀、口苦等症状好转,大便偶有不成形,仍有黏滞,月经将至近几日出现小腹坠胀、白带量多、乳房胀痛等症状,舌红苔薄白,脉弦滑。上方去瓦楞子、海螵蛸,加乌药 10 g。7 剂,水煎服。

三诊:药后患者自述,本次月经时腹痛较之前减轻,无呕吐,睡眠不好,大便已成形,舌红苔薄白,脉弦细。上方去栀子、香附,加川牛膝 30 g、补骨脂 20 g。7 剂,水煎服。

四诊：药后患者自述，本次月经量增加，经后腰酸乏力较前好转，睡眠不实，多梦，舌红苔薄白，脉弦细滑。上方去牡丹皮、陈皮，加桑寄生15 g、首乌藤30 g。14 剂，水煎服。

五诊：药后患者自述腰酸、乏力好转，睡眠改善，近几日偶因饮食不慎而出现腹胀、大便不成形等症状，舌红苔薄白，脉弦，上方去补骨脂，加炒扁豆12 g，山药改为30 g。14 剂，水煎服。

六诊：药后患者自述月经至，周期较前延长 2 天，本次月经来潮时无不适症状，腹痛大减，大便成形，睡眠基本正常，仍有些腰酸、乏力。续服上方 28 剂，药后痛经症状基本消失，大便成形，无其他不适症状，随诊 1 年无复发。

按语：该患者因长期工作压力较大，饮食不规律，致使肝气郁结日久，肝木克脾土，而导致脾气虚弱，运化无力，升降失调，水湿代谢异常，湿浊内阻，气机不利，阻遏冲任，使气血不畅，不通则痛。故治以疏肝解郁，健脾化湿，使肝脾条达，气机升降有序，气血运行通畅，则痛经方止。方中柴胡、香附、郁金疏肝解郁，使肝气条达；当归、白芍补血养肝，白芍又能养阴缓急以柔肝，当归还能活血以助柴胡疏肝解郁；苍术、厚朴、陈皮、砂仁燥湿运脾，行气和胃；白术、茯苓、山药健脾益气，不仅扶土以抑木，还可使营血生化有源，以增强归、芍养血之功；牡丹皮、栀子泻火除烦，活血化瘀；酸枣仁养血安神；瓦楞子、海螵蛸制酸和胃。全方补土抑木，调畅气机，通则不痛。

2. 健脾温肾、散寒除湿治疗痛经

案例：患者，女，27 岁，主因原发性痛经多年于 2019 年 8 月 21 日初诊。患者痛经已多年，每次经前一天开始出现小腹胀满不适，经期第 1～2 天均疼痛明显，痛时需服用止痛药方可缓解，末次月经 8 月 15 日，经期规律 28～30 天，月经持续 5 天左右，月经量少色暗，吃凉则腹痛，手脚凉，怕冷，睡眠差，大便尚可。舌淡红，苔薄白偏腻，脉弦细。中医诊断：痛经；中医辨证：脾肾亏虚，寒湿阻滞。治疗以健脾温肾，散寒除湿。方药：制附片12 g（先煎），砂仁 10 g（后下），川牛膝 12 g，炒白术 15 g，生山药 15 g，香附 12 g，生姜 12 g，艾叶 10 g，合欢皮 20 g，酸枣仁 30 g，茯神 30 g，木香 10 g，太子参 15 g，女贞子 12 g，枸杞子 12 g，茯苓 20 g。7 剂，配方颗粒。并嘱患者忌食生冷油腻，避免吹空调，避免夜间洗头，不熬夜等。

二诊：2019 年 8 月 29 日。药后感觉变化不大，仍怕冷，睡眠尚可。方药：上方制附片改为 15 g（先煎），去木香、枸杞子，加炒白芍 12 g、桂枝 6 g，7 剂。

三诊：2019 年 9 月 4 日。手脚凉，怕冷好转，睡眠可。舌红苔黄腻，脉弦细。方药：制附片 15 g（先煎），砂仁 10 g（后下），川牛膝 30 g，炒白术 15 g，生山药 15 g，桂枝 6 g，炒白芍 12 g，生姜 12 g，艾叶 10 g，合欢皮 20 g，酸枣仁 30 g，太子参 15 g，当归 12 g，通草 15 g，木香 12 g，7 剂。

四诊：2019 年 9 月 11 日。手脚凉进一步好转，泛困，大便不成形，睡眠尚可。舌红，苔薄，脉弦细数。大便不成形为脾虚湿重之象，加强健脾燥湿之力。处方：上方去炒白芍、生姜、当归、通草，加荷叶 12 g、炒苍术 15 g、干姜 12 g、草果 8 g，7 剂。

五诊：2019 年 9 月 18 日。患者于 2019 年 9 月 14 日来经，无痛经，睡眠早醒，大便成形。舌脉同前。方药：黑顺片 15 g（先煎），细辛 3 g，川牛膝 20 g，茯神 30 g，酸枣仁 30 g，合欢皮 20 g，佩兰 12 g，荷叶 12 g（后下），当归 12 g，生艾叶 10 g，桂枝 6 g，补骨脂 12 g，山药 15 g，炒苍术 15 g，炒白术 15 g，干姜 8 g。7 剂。药后守法又调理 1 个月，2019 年 10 月 12 日来经。无痛经，二便可，手脚温。

按语：北方地域较为寒冷，饮食习惯又多喜食滋腻生冷，临床所见患者经期腹痛多伴平素怕冷，遇凉加剧，得热痛减，经血色暗有块，血块排出则痛稍缓。《景岳全书·妇人规》亦言："凡妇人经行作痛，挟虚者多，全实者少。"本案患者平素怕冷，手脚凉，月经量少为脾肾阳虚的表现。肾阳为一身之元阳，《景岳全书》曰："命门为经血之海……为元气之根……五脏之阴气，非此不能滋，五脏之阳气，非此不能发。"肾藏精，为生命之本源，肾阳虚衰则冲任失于温煦，阳虚推动乏力，寒湿内生，血为寒凝，瘀阻胞脉。而脾阳又赖于肾阳之温养之功，脾虚则运化无力，后天之本亏虚，气血化生乏源，精血不足。脾阳久亏，亦不能充养肾阳。二者相互影响。正如《医宗必读·虚劳》曰："……脾肾者，水为万物之元，土为万物之母，两脏安和，一身皆治，百疾不生。夫脾具土德，脾安则肾愈安也。肾兼水火，肾安则水不挟肝上泛而凌土湿，火能益土运行而化精微，故肾安则脾愈安也。"故治疗本案患者时，抓住其根本，温肾健脾祛寒湿贯穿始终，予黑顺片、太子参、干姜、山药、炒白术、桂枝、补骨脂以健脾温肾；枸杞子、女贞子等益肾填精；牛膝、白芍、当归等活血祛瘀；木香、细辛、香附等行气通滞；艾叶、生姜暖宫散寒；苍术、荷叶、佩兰等燥湿运脾；酸枣仁、茯神、合欢皮等宁心安神。因辨证准确，谨守病机，疗效显著。

三、月经不调医案二则

月经不调是指月经周期、经期和经量发生异常及伴随月经周期出现明显不适症状的疾病，主要包括月经先期、月经后期、月经先后无定期、月经过多、月经过少、经期延长等。中医理论认为，月经周期同人体气血、经络、脏腑肝肾等关系密切，肾藏精，精化血，经血同源相互滋生，这是月经发生的物质基础，肾气盛衰决定着月经的来潮与终止。中医认为月经不调是先天不足、后天失养所致。肾为先天之本，肾气不足，冲任亏虚导致胞宫气血运行不畅，气滞血瘀而至月经异常。后天失调，工作压力大，生活不规律，饮食不节，导致忧思伤脾，脾虚则湿盛，脾气运化水湿的能力减弱，停滞于体内，湿为寒邪，日久导致寒邪凝滞胞宫，肝主血藏血，肝失条达，使气血运行不畅，冲任不调而使月经不规律。

1. 健脾化湿、疏肝调经治疗月经不调

案例：范某，女，30 岁，2019 年 11 月初诊。患者近 1 年来月经周期不规律，先后无定期，最迟 50~60 天一次，最短 18~23 天一次，月经量少，月经颜色淡红，血块较多，经期腹痛，经期伴有腹泻腰酸。经前期伴有乳房胀痛，烦躁易怒，睡眠不实，大便稀溏，不思饮食，腹胀满，口黏口苦，周身乏力，记忆力减退，偶有经间期出血，末次月经 9 月 12 日，带经 4 天。舌红苔白腻，脉弦滑。诊断为月经先后无定期，证属脾虚湿盛，肝失条达。治以健脾化湿，疏肝调经。方选：逍遥散合参苓白术散加减。处方：柴胡12 g，川牛膝 15 g，白芍 20 g，炒白术 15 g，茯苓 30 g，苍术 15 g，当归10 g，牡丹皮 12 g，香附 15 g，郁金 12 g，太子参 20 g，山药 30 g，砂仁12 g，炒薏米 20 g，龟甲 12 g，白扁豆 15 g，干姜 10 g，炙甘草 20 g。14剂，水煎服。

二诊：药后患者月经于 11 月 22 日来潮，本次月经较上次延迟 40 天，月经量较之前略有增加，腹痛略减，血块增多。大便仍不成形，周身乏力。本次来月经前，乳房胀痛好转，睡眠多梦。舌红苔白腻，脉弦滑。上方去白扁豆、炒薏米，加生黄芪 15 g，枣仁 20 g。14 剂，水煎服。

三诊：药后患者大便基本成形，周身乏力缓解，睡眠正常，仍有腰酸，带下清稀，饮食改善。舌红苔白，脉弦滑。初诊方去牡丹皮12 g、炒杜仲30 g。14 剂，水煎服。

四诊：药后患者精神改善，周身酸沉消失，乳房略有胀痛，情绪得以控制，睡眠仍偶有多梦。舌红苔白，脉弦滑。初诊方去龟甲，加炒枣仁20 g。14 剂，水煎服。

五诊：药后患者月经12 月30 日来潮，较上次延迟8 天，月经量略有增多，经血颜色改善，第一天时仍有腹痛，便溏，血块略有减少，带经5 天净。余症基本消失。舌红苔白，脉弦滑。上方去炙甘草，加女贞子12 g。随症加减续服4 个月，4 个月后月经周期基本正常，无其他不适症状，随访一年无复发。

按语：本案患者平素急躁易怒，肝失条达，导致肝木克脾土，而致脾气虚弱，运化无力，湿邪停滞体内，日久发为寒邪，凝滞胞宫。治疗上在温化寒湿的同时，还要疏肝健脾。方中柴胡、香附、郁金疏肝解郁，使肝气条达；当归、白芍补血养肝，白芍又能养阴缓急以柔肝，当归还能活血以助柴胡疏肝郁；白术、茯苓、山药健脾益气，非但扶土以抑木，且使营血生化有源，以增强归、芍养血之功；牡丹皮泻火除烦，活血散瘀；太子参归脾经，擅长补脾胃之气；炒薏米、白扁豆健脾化湿；砂仁化湿醒脾，行气和胃；干姜，温胃散寒，健运脾阳。

2. 健脾补肾养肝治疗月经不调

冲、任、督脉一源三岐，下起胞宫，上与带脉交会，四脉又上连十二经脉，与乳腺相通。四脉支配胞宫的功能，又与乳腺相连，故乳腺疾病，很容易导致胞宫失养，导致月经不调。

案例：患者，女，38 岁，2018 年9 月19 日初诊。平素月经规律，此次乳腺癌术后和化疗完成后，4 个月未来月经，白细胞低，大便偏干，隔日1 次，睡眠不好，时有胃脘隐痛。舌红，苔黄腻，脉弦细。中医诊断：月经不调；中医辨证：脾肾亏虚，肝经郁热。治以健运脾胃，补肾填精，养肝血，清肝热。方药：太子参15 g，女贞子15 g，枸杞子12 g，生地黄15 g，川牛膝30 g，补骨脂12 g，生白术60 g，炒枳实15 g，香附12 g，夏枯草15 g，合欢皮20 g，酸枣仁30 g，茯神30 g，厚朴12 g，砂仁12 g（后下），乌梢蛇6 g。配方颗粒，每日1 剂，早晚分服，7 剂。

二诊：药后大便不干，每日1 次，无胃痛发作，睡眠可。舌脉同前。方药：太子参15 g，女贞子15 g，补骨脂12 g，生黄芪15 g，枸杞子12 g，生山药 15 g，川牛膝 30 g，厚朴 12 g，砂仁 12 g（后下），生白术 30 g，炒枳实 15 g，合欢皮 20 g，酸枣仁 30 g，茯神 30 g，虎杖 15 g，7 剂。

守法调方 8 次，患者无明显不适。

三诊：2019 年 3 月 14 日。患者于 3 月 10 日来月经，行经 3 天，睡眠可，大便常，少量黄带。方药：太子参 15 g，女贞子 15 g，枸杞子 12 g，龟板 12 g（先煎），补骨脂 12 g，鹿角霜 10 g，知母 12 g，黄柏 12 g，川牛膝 20 g，合欢皮 20 g，酸枣仁 30 g，砂仁 12 g（后下），木香 12 g，生白术 15 g，生山药 15 g，茯苓 30 g，7 剂。

四诊：2019 年 3 月 28 日。药后睡眠佳，无带下，时有腿胀。方药：上方去黄柏、木香，加用泽泻 15 g、生黄芪 30 g，7 剂。

五诊：2019 年 4 月 10 日。药后睡眠佳，腿胀减，偶有燥热感。方药：太子参 15 g，女贞子 15 g，枸杞子 12 g，龟板 12 g，补骨脂 12 g，鹿角霜 12 g，知母 10 g，黄柏 10 g，川牛膝 30 g，合欢皮 20 g，酸枣仁 30 g，茯神 30 g，茯苓 30 g，泽泻 15 g，砂仁 12 g（后下），川芎 12 g，7 剂。

六诊：2019 年 4 月 25 日。本月尚未来月经，复查：左乳腺切除术后，右乳腺多发结节，乳腺有胀的感觉，右乳下淋巴结肿大，大便常，睡眠可。方药：香附 12 g，佛手 12 g，夏枯草 15 g，川牛膝 20 g，法半夏 10 g，砂仁 10 g（后下），生白术 15 g，炒枳实 15 g，女贞子 15 g，枸杞子 12 g，合欢皮 20 g，酸枣仁 30 g，生山药 15 g，川芎 12 g，王不留行 15 g，穿山甲 3 g，7 剂。

七诊：2019 年 5 月 8 日。5 月 1 日来月经，行经 6 天，月经量可，乳房轻微发胀，较前好转，腿不胀，大便正常。舌红苔薄，脉弦细。方药：上方去川芎、王不留行，加补骨脂 12 g、石见穿 15 g。7 剂。

后月经规律来潮，患者间断服用汤药调理，避免乳腺癌复发。

按语：本案为乳腺癌术后、化疗后患者，手术及化疗均损伤人体脏腑气血，导致术后月经停闭或紊乱。中医治疗乳腺癌术后患者，可缓解化疗后副作用，预防乳腺癌复发。此患者受化疗影响出现月经不调，基于脏腑经络的理论，注重肝脾肾三脏同治。《景岳全书·妇人规经脉之本》曰："故月经之本，所重在冲脉，所重在胃气，所重在心脾化生之源耳。"脾胃为气血生化之源，化生的气血，一方面充养肾精；另一方面又通过经络输注于子宫，作为月经的来源。故重视脾胃后天之本在脏腑整体辨证中的作用，治疗以益气健脾为法，顾护脾胃中焦，以固五脏六腑功能之生生不息，从根本上防治妇科疾病。此患者以太子参、白术、山药、黄芪等益气健脾，并以砂仁、厚朴、枳实等燥湿运脾、恢复脾胃之升降功能，以茯苓、泽泻等淡渗利湿，恢复脾胃运化之功。

《素问·六节藏象论》曰："肾者主蛰，封藏之本，精之处也。"《素问·金匮真言论》曰："夫精者，身之本也。"精气是构成人体的基本物质，藏之于肾。《医学正传》云："月经全借肾水，肾水既乏，经血日益干涸。"肾气虚，精气不充，冲任不盛不通，可见月经不调。故苏凤哲教授以补骨脂、生地黄、山药、龟板、枸杞子、女贞子、鹿角霜、牛膝等补肾填精。叶桂《临证指南医案》中提出"女子以肝为先天"。肝体阴而用阳，肝之阴血充足，具有贮藏血液和调节血量的功能，如若肝血不足，肝失疏泄，则有易郁、易热、易虚、易亢的特点。肝与肾同居下焦，肾主闭藏，肝主疏泄，肝肾协同，使月经规律藏泻，形成正常的月经周期。因此以香附、合欢皮疏肝郁，夏枯草、虎杖清肝热，以酸枣仁养肝血、柔肝阴。在调理过程中，出现黄带、燥热等表现，以知母、黄柏等滋阴清热，燥湿止带。乳腺结节、淋巴结节等痰瘀阻滞之症，以王不留行、穿山甲等散结通瘀之品。整个治疗过程，注重标本兼治，故能使脏腑功能恢复，月事规律。

四、燥湿健脾补肝肾治疗更年期

绝经综合征指妇女绝经前后出现性激素波动或减少所致的一系列躯体及精神心理症状。《素问·上古天真论篇》曰："二七而天癸至，任脉通，太冲脉盛，月事以时下，故有子……七七任脉虚，太冲脉衰少，天癸竭，地道不通，故形坏而无子也。"本病的发生与肾的功能失调密切相关，还与心、肝、脾功能紊乱及气血冲任失调有关。妇女进入绝经期，肝肾功能减弱，月经不规律，周身乏力，冲脉脉虚，为正常生理过程，但现代大部分妇女因社会环境、精神因素、身体素质等原因，不能及时适应并调节这一不平衡状态，导致气血阴阳失和。现代人工作和生活压力较大，使思虑过度而损伤心脾，致使情志不畅，横逆犯脾胃，阻滞气机，使气血运行受阻，五脏失养，不能滋养冲任。脾虚湿困导致肾阳不足，脾肾阴阳俱虚，冲任失调。

案例：郭某，女，51岁，主因燥热、出汗1个月于2018年11月5日初诊。一个月来患者每于夜间出现烘热汗出，醒后衣被尽湿。既往于2年前绝经，平素睡眠不好，多梦易醒，头沉乏力，急躁腹胀，饮食不香，大便先干后稀，排出不畅，舌红苔黄腻，脉弦滑。诊断：绝经前后诸病；辨证：脾虚湿盛，肝肾阴虚。治以燥湿健脾，养阴透热。处方：青蒿 12 g，地骨皮 20 g，鳖甲 20 g，茵陈 20 g，法半夏 10 g，厚朴 12 g，杏仁 10 g，白蔻仁 12 g，生薏苡仁 20 g，砂仁 12 g（后下），生山药 30 g，生白术 30 g，炒枣仁 30 g，生地黄 30 g，生姜 10 g，竹叶 12 g。7 剂，水煎服。

二诊：药后患者自觉夜间出汗明显好转，大便较前好转，睡眠仍有不实、多梦，仍有心烦、急躁等症状。舌红苔白腻，脉弦滑。上方去竹叶、生姜，加炒栀子 12 g，太子参 20 g、郁金 12 g。14 剂，水煎服。

三诊：药后患者自觉睡眠好转，心情较前放松，夜间出汗基本消失，偶有感觉腰酸、乏力。舌红苔薄，脉弦滑。上方去生薏苡仁，加生杜仲 20 g。14 剂，水煎服。药后患者无明显不适，嘱患者停药，不适随诊。

按语：本案为典型的燥湿相兼证候，患者头沉乏力，腹胀纳呆，大便排出不畅，舌苔黄腻皆为湿困脾胃之象，又有烘热烦躁的湿郁化燥的虚热之象，呈现湿、燥合病的病证。所以在治疗上采用燥湿健脾为主兼以养阴透热。处方以三仁汤合青蒿鳖甲加减，方中三仁汤具有宣化上焦、运化中焦、渗利下焦，气机畅达，使湿热从三焦分消的作用，配伍青蒿鳖甲汤清热降火，滋阴养液，辛凉透散。此方燥湿相济，清补兼施，虽未用大量补益肝肾之品，却起到四两拨千斤的作用。

五、健脾化湿疏肝治疗带下病

"带下"之名始见于《素问》："任脉为病，男子内结七疝，女子带下瘕聚。"中医带下病的含义范围广泛，包括西医中的阴道炎、宫颈炎、盆腔炎及生殖器官恶性肿瘤等疾病。临床上常见患者带下绵绵不绝，苦不堪言。正常女子自青春期开始，肾气充盛，脾气健运，任脉通调，带脉健固，阴道内即有少量白色或无色透明无臭的黏性液体，特别是在经期前后、月经中期及妊娠期量增多，以润泽阴户，防御外邪，此为生理性带下。病理性带下即带下病，指带下量明显增多或减少，色、质、气味发生异常，或伴全身、局部症状者，称为带下病。相当于西医炎性疾病，或各种妇科疾病引起的带下异常。流行病学调查发现，育龄妇女的患病率多达 1/3。带下病多因脾运失健，湿浊内积，兼外感寒湿毒邪，使阳气势微，寒湿浊气下注损伤带脉，蕴久化热，湿热蕴蒸成毒，形成带下。

案例：王某，女，33 岁，主因小腹发凉、腰酸沉、白带量多 2 年于 2018 年 5 月 2 日初诊。患者来诊时面色红润，2 年来经常自觉小腹发凉，腰酸沉，白带量多，月经期经常有血块，经期有腹痛，大便干燥，近期睡眠不实，多梦，月经前后有赤白带下，偶有异味，小腹疼痛，患者素来有胃脘胀满，口酸口苦，神疲乏力，肢体困重，舌红苔薄黄腻，脉弦细。诊断为带下病；证属脾虚湿蕴，肝郁气滞。治以健脾化湿，疏肝理气，通腑止带。方选平胃散、完带汤、丹栀逍遥丸加减，处方：太子参 15 g，生白术 30 g，山药 20 g，苍术 15 g，柴胡 12 g，鸡冠花 15 g，香附 15 g，栀子 12 g，郁金 12 g，陈皮 20 g，茯苓 30 g，木香 15 g，厚朴 12 g，川牛膝 30 g，炒椿皮 12 g，当归 30 g。7 剂，水煎服。

二诊：药后患者小腹发凉缓解，腰酸沉痛缓解，大便较以前通畅，仍有排出费力，腹胀腹满减少，睡眠好转，梦少，白天困倦，仍有少量白带、腰酸，以及晨起有口苦等症状，舌红苔薄，脉弦细。上方去茯苓，加茵陈 12 g。7 剂，水煎服。

三诊：药后患者小腹凉，白带基本消失，腹胀、口酸、口苦基本消失，偶有腰酸乏力，白天困倦减少，舌红苔薄，脉弦细。上方去炒椿皮，加炒杜仲 15 g、龙眼肉 15 g。14 剂，水煎服。药后无不适感，随访半年无复发。

按语：该患者带下病两年余，系肝气不舒，脾虚不运，带脉不固，湿浊下注所致。仲景所言："见肝之病，知肝传脾，当先实脾"。方中白术、山药补脾气祛湿浊，使脾气健运，湿浊得以消散；太子参补气健脾；苍术、茯苓燥湿健脾；柴胡、郁金疏肝解郁，升举阳气，使湿浊不得下注；木香、陈皮健脾燥湿，长于理气；当归、川牛膝活血以助柴胡疏肝解郁；患者郁而化火故加栀子泻火除烦，活血散瘀；炒椿皮、鸡冠花清热化湿以止带。全方在健脾燥湿基础上配伍疏肝清热之剂，使脾胃健，湿毒清，肝火清，则诸症自愈。

参考文献

［1］清·石寿棠. 医原［M］. 南京：江苏科学技术出版社，1988.

［2］李连成. 湿阻的流行病学调查［J］. 中医杂志，1992（6）：44.

［3］周铭心. 西北燥证研究概述［J］. 上海中医药杂志，2005，39（11）：43-45.

［4］单丽娟，周铭心，吕光耀. 论西北燥证中燥邪与湿邪的病机转化［J］. 新疆医科大学学报，2007，30（1）：20-22.

［5］周仲英. 浅谈燥湿与脏腑的关系［J］. 百家争鸣，2014（10）31-32.

［6］周雪梅，陈雪功. 新安医家余国佩对燥、湿二气的认识［J］. 北京中医药大学学报，2011，34（3）：151-152.

［7］邓春燕，苏凤哲. 苏凤哲运用清震汤加味治疗杂症临床经验［J］. 中医临床研究，2019，11（12）：147-148.

［8］冯玲. 路志正教授调理脾胃法的润燥思想［J］. 中华中医药杂志，2010，25（12）：2210-2213.

［9］路志正. 路志正医论集［M］. 北京：人民卫生出版社，2018.

［10］殷鸣. "燥湿互济"理论渊源及临床意义［J］. 现代中医药，2018，38（5）：107.

［11］王道瑞，申好真. 重辑严氏济生方［M］. 北京：中国中医药出版社，2015.

［12］李志庸. 景岳全书［M］. 北京：中国中医药出版社，2015.

［13］苏凤哲，李福海. 路志正教授从脾胃论治便秘临床经验［J］. 世界中西医结合杂志，2009，4（11）：761-764.

［14］苏凤哲. 中国中医科学院著名中医药专家学术经验传承实录［M］. 北京：中国医药科技出版社，2014.

［15］路志正. 中医湿病证治学［M］. 北京：科学出版社，2015.

［16］苏凤哲. 路志正学术经验传承实录［M］. 北京：中国医药科技出版社，2014.

［17］王永涛，颉瑞萍，于华楠，等. 中医治疗干眼症的临床研究概况［J］. 北京. 中医临床研究杂志，2018，10（28）：146-148.

［18］刘完素. 素问病机气宜保命集［M］. 北京：中国中医药出版社，2017.

［19］罗天益. 卫生宝鉴［M］. 北京：中国中医药出版社，2018.

［20］李芮. 名老中医许芝银教授治疗痰瘀互结型结节性甲状腺肿的临床经验总结及疗效观察［D］. 南京：南京中医药大学，2018.

[21] 刘世绮.甲状腺结节的中医因机证治研究荟萃及石岩教授治疗甲状腺结节临床经验 [D].沈阳：辽宁中医药大学，2016.

[22] 朱文锋.中医诊断学 [M].长沙：湖南医药出版社，2002.

[23] 周光春，苏凤哲.苏凤哲从湿论治顽固性口疮经验 [J].世界中西医结合杂志，2019，14（2）：195 – 197.

[24] 王志宏，左新河，赵勇.左新河从有形之湿论治甲状腺囊肿经验 [J].湖北中医杂志，2017，39（9）：14 – 16.

[25] 魏华，路洁.路志正教授治疗甲状腺机能亢进症的用药经验 [J].广州中医药大学学报，2004，21（5）：407 – 409.

[26] 战国·扁鹊黄帝八十一难经 [M].高丹枫校注.北京：学苑出版社，2007.

[27] 金·成无己.伤寒明理论 [M].北京：中国中医药出版社，2007.

[28] 宋·赵佶.圣济总录 [M].北京：人民卫生出版社，2004.

[29] 明·李梴.医学入门 [M].北京：中国医药科技出版社，2011.

[30] 清·张璐.张氏医通 [M].太原：山西科学技术出版社，2010.

[31] 清·郑钦安.医法圆通 [M].周鸿飞点校.北京：学苑出版社，2009.

[32] 黄帝内经素问 [M].北京：人民卫生出版社，2012.

[33] 隋·巢元方.诸病源候论 [M].北京：人民军医出版社，2006.

[34] 兰室秘藏 [M].北京：人民卫生出版社，2005.

[35] 元·王好古.此事难知 [M].北京：中国中医药出版社，2008.

[36] 元·朱丹溪.丹溪心法 [M].北京：中国中医药出版社，2008.

[37] 金·李东垣.兰室秘藏 [M].北京：人民卫生出版社，2005.

[38] 金·张从正.儒门事亲 [M].王雅丽校.北京：中国医药科技出版社，2011.

[39] 宋·朱肱.类证活人书 [M].天津：天津：科学技术出版社，2012.

[40] 金·李杲.东垣试效方 [M].上海：上海科学技术出版社，1984.

[41] 明·徐春甫.古今医统大全 [M].北京：人民卫生出版社，2010.

[42] 清·喻昌.医门法律 [M].北京：人民卫生出版社，2006.

[43] 明·武之望.济阳纲目 [M].北京：中医古籍出版社，1996.

[44] 清·陈士铎.辨证录 [M].刘俊红点校.上海：上海第二军医大学出版社，2005.

[45] 晋·葛洪.肘后备急方 [M].天津：天津科学技术出版社，2011.

[46] 清·陈修园.医学从众录 [M].太原：山西科学技术出版社，2011.

[47] 元·朱震亨.脉因证治 [M].欧阳兵，周霞点校.天津：天津科学技术出版社，2013.

[48] 清·郑寿全.医法圆通 [M].于永敏，刘小平注.北京：中国中医药出版社，2009.

[49] 清·顾世澄.疡医大全 [M].北京：中国中医药出版社，1994.

［50］清·高秉钧. 疡科心得集［M］. 盛维忠校注. 北京：中国中医药出版社，2000.

［51］宋·太平惠民和剂局编. 太平惠民和剂局方［M］. 刘景源整理. 北京：人民卫生出版社，2007.

［52］汉·张仲景. 金匮要略［M］. 北京：人民卫生出版社，2006.

［53］灵枢经［M］. 北京：人民卫生出版社，2012.

［54］元·朱震亨. 丹溪心法［M］. 上海：上海科学技术出版社，1959.

［55］明·孙志宏. 简明医彀［M］. 北京：人民卫生出版社，1984.

［56］明·张景岳. 景岳全书［M］. 北京：中国医药科技出版社，2011.

［57］王智惠. 消核膏贴敷治疗乳腺增生症96例［J］. 四川中医，1994（10）：42.

［58］白娟，禄保平. 从脾胃论治复发性口疮探析［J］. 世界中西医结合杂志，2017，12（6）：870 - 873.

［59］蔺敏峰. 浅谈复发性口疮的病因病机及中医治疗效果［J］. 全科口腔医学电子杂志，2017，4（3）：14 - 15.

［60］陈淑莹，陈小宁. 中医药治疗复发性口疮临床研究进展［J］. 河北中医，2013，28（4）：308 - 309.

［61］吴家瑞，张冰. 颜正华治疗口疮经验总结［J］. 中国中医药信息杂志，2012，19（7）：86 - 87.

［62］刘燕池，雷顺群. 中医基础理论［M］. 北京：学苑出版社，2017.

［63］田代华. 黄帝内经素问［M］. 北京：人民卫生出版社，2005.

［64］田代华，刘更生. 灵枢经［M］. 北京：人民卫生出版社，2005.

［65］陆廷珍. 六因条辨［M］. 北京：人民卫生出版社，2010.

［66］王肯堂. 证治准绳［M］. 北京：人民卫生出版社，2014.

［67］杨士瀛. 仁斋直指方［M］. 北京：中医古籍出版社，2016.

［68］干千. 五官科领域里的湿证［J］. 江苏中医，2001，22（3）：13.

［69］尤在泾. 金匮要略心典［M］. 太原：科学技术出版社，2012.

［70］齐秉惠. 齐氏医案［M］. 北京：中国中医药出版社，2008.

［71］苏凤哲，李福海. 路志正教授从脾胃论治口腔溃疡经验［J］. 世界中西医结合杂志，2009，4（8）：533.

［72］赵学敏. 本草纲目拾遗［M］. 北京：中国中医药出版社，2007.

［73］张登本. 全注全译神农本草经［M］. 北京：新世界出版社，2009.

［74］吴深涛，路洁. 路志正教授治疗湿病五大法［N］. 中国中医药报，2005 - 12 - 29（4）.

［75］冯玲，苏凤哲，刘喜明，等. 从"顾润燥"谈路志正调理脾胃法的学术思想［J］. 世界中西医结合杂志，2010，5（2）：93 - 95.

［76］唐·王冰注. 黄帝内经［M］. 北京：中医古籍文献出版社，2003.

［77］苏凤哲，杨嘉萍．路志正教授用药心法 ［J］.世界中西医结合杂志，2006，7（1）：8-10.

［78］朱丹平，刘贵阳，胡小权．元鲁光从湿论治餐后高血糖经验 ［J］.江西中医药，2005，36（267）：9-11.

［79］苏凤哲，张波．路志正教授论中医为王道 ［J］.河北中医，2015，37（1）：7-9.

［80］苏凤哲．路志正教授升阳除湿法临床应用探讨 ［J］.世界中西医结合杂志，2014，9（6）：580-582.

［81］王家琪，王彩霞．"脾不主时"与"脾主长夏"的内涵及发展 ［J］.中医杂志，2017，58（9）：724-728.

［82］张乐．湿与冠心病相关的古代文献研究 ［D］.北京：北京中医药大学，2008.

［83］苏凤哲，杨嘉萍．路志正教授用药心法 ［J］.世界中西医结合杂志，2006，1（1）：8-10.

［84］卢世秀，苏凤哲．路志正教授从中焦论治心悸撷要 ［J］.世界中西医结合杂志，2009，4（12）：837.

［85］Jääskeläinen Satu K，Woda Alain. Burning mouth syndrome ［J］. Cephalalgia，2017，37：627-647.

［86］Kamala K A，Sankethguddad S，Sujith S G，et al. Burning mouth syndrome ［J］. Indian journal of palliative care，2016，22（1）：74.

［87］徐治鸿．中西医结合口腔黏膜病学 ［M］.北京：人民卫生出版社，2008.

［88］Shinoda M，Takeda M，Honda K，et al. Involvement of peripheral artemin signaling in tongue pain：possible mechanism in burning mouth syndrome ［J］. Pain，2015，156（12）：2528-2537.

［89］王妍婷，范媛．灼口综合征病因研究新进展 ［J］.口腔医学，2017，37（3）：262-266.

［90］熊连珠，苏拥军，张献丽，等．滋阴降火方治疗阴虚火旺型灼口综合征临床研究 ［J］.中医学报，2018，33（7）：1345-1348.

［91］庄广慧，王锋．龙血竭和神经营养联合治疗灼口综合征疗效观察 ［J］.临床口腔医学杂志，2016，32（10）：622-623.

［92］杨艳杰，马杰．灼口综合征心理学研究进展 ［J］.北京口腔医学，2012，20（5）：293-295.

［93］陈昱，王宇峰．灼口综合征神经与精神发病因素的研究进展 ［J］.临床口腔医学杂志，2016，32（3）：189-191.

［94］王苏娜，谢苏娟，王祖红．管氏舌针为主治疗灼口综合征20例 ［J］.中国针灸，2015，35（7）：695-696.

［95］葛姝云，周海文，万怡，等．耳穴贴敷法治疗灼口综合征的临床效果研究 ［J］.口

腔疾病防治，2020，28（3）：174-177.

[96] 谢姝杰，何国平，胡国恒．胡国恒教授分型论治灼口综合征经验撷英［J].中医药学报，2020，48（1）：52-54.

[97] 马召田，刘芳，陈明．陈明教授辨证论治灼口综合征经验［J].四川中医，2014，32（5）：13-14.

[98] 张招娣，蒋红钢，温江华，等．灼口综合征患者中医体质分析初探［J].中医临床研究，2018，10（25）：43-44.

[99] 魏晓楠，郝铁成．中药木蝴蝶研究概括［J].中国野生植物资源，2019，38（4）：66-73.

[100] 汪晓河，马明华，张婧婷，等．中药夏枯草药用概况［J].中国现代应用药学，2019，36（5）：625-632.

[101] 夏伟，董诚明，杨朝帆，等．连翘化学成分及其药理学研究进展［J].中国现代中药，2016，18（12）：625-632.

[102] 樊俐慧，朱向东，兰雨泽，等．连翘的量效关系及其临床应用探讨［J].吉林中医药，2019，39（4）：460-463.

[103] 李杨帆，杜仪，林海．从脾胃论治痰湿证验案四则［J].环球中医药，2018，11（10）：1580-1581.

[104] 张冬梅，姜良铎．舌病辨证初探［J].中国中医药信息杂志，2004，11（12）：1103-1104.

[105] 欧阳惠卿．中医妇科学［M].北京：人民卫生出版社，2002.

[106] 杨悦，张佳乐．《临证指南医案》崩漏诊疗思路探微［J].甘肃中医药大学学报，2017，34（5）：12-14.

[107] 高海艳，王海军．从肝阳虚辨治崩漏理论探讨［J].山东中医药大学学报，2017，41（1）：32-33.

[108] 张丽丹，张鑫，庾珊，等．针刺结合刺络放血治疗血瘀型崩漏的临床研究［J].针灸临床杂志，2017，33（1）：7-10.

[109] 王深明．血管外科学［M].人民卫生出版社，2011.

[110] 王新房，李治安．彩色多普勒诊断学［M].北京：人民卫生出版，1991.

[111] 王建平，韩伟．阿托伐他汀强化降脂治疗颈动脉粥样硬化斑块疗效［J].中国卫生产业，2014（18）：1-4.

[112] 李绍发，梁柯．抗氧化、抗血小板和降脂三联疗法治疗脑梗死患者颈动脉粥样硬化斑块的疗效观察［J].临床神经病学杂志，2011，24（2）：134-136.

[113] 王蕾，高励．阿托伐他汀治疗颈动脉粥样硬化斑块的临床研究［J].四川医学，2010，31（2）：194-195.

[114] 王洪图．内经·素问·痹论［M].北京：人民卫生出版社，2000.

[115] 明·李梴. 医学入门外集·卷四杂病外感瘴风 [M].北京：人民卫生出版社, 2007.

[116] Chen Y L, Lin K F, Shao M S, et al. Magnolol, a potent antioxidants from Magnolia officinalis, attenuates intimal thickening and MCP-1 expression after ballon injury of the aorta in cholesterol-fed rabbits [J]. Basic Research in Cardiology, 2001, 96 (4): 353 – 363.

[117] 杜毅, 赵丽蓉, 高华, 等. 苍术的化学成分与现代药理研究综述 [J].内蒙古中医药, 1998 (S1): 138 – 139.

[118] 黄泰康. 常用中药成分与药理手册 [M].北京：中国医药科技出版社, 1994.

[119] 吴祯久, 张红英, 朴惠善, 等. 关苍术正丁醇提取物的杭心律失常作用研究. 中药药理与临床, 1996, 12 (5): 4.

[120] 张静, 彭海燕. 泽兰药理作用研究进展 [J].河北中医.2015, 37 (3): 460 – 463.

[121] Son C G, Choi W J, Shin J W, et al. Effects of gamichunggantang on hyperlipidemia [J]. Acta Pharmacologica Sinica, 2003, 24 (2): 133 – 139.

[122] 孙蕾. 防己茯苓汤对急性肾损伤患者肾组织蛋白表达的影响 [J].中医学报, 2016, 31 (5): 715 – 717.

[123] 黄红林, 尹卫东, 廖端芳, 等. 绞股蓝总皂甙对兔实验性动脉粥样硬化斑块形成的影响 [J].中国动脉粥样硬化杂志, 1998, 6 (4): 287.

[124] 周计春, 路洁, 邢风举, 等. 浅述路志正教授五爪龙应用经验 [J].时珍国医国药, 2013, 24 (11): 2778 – 2779.

[125] 乔丽君, 汪悦, 陈华尧, 等. 金雀根对类风湿性关节炎动物模型抗炎作用的研究 [J].中成药, 2009, 31 (10): 1508 – 1511.

[126] 何建成. 川芎嗪的心血管药理研究进展 [J].甘肃中医学院学报.1993, 10 (2): 60 – 61.

[127] 中国医师协会肾脏内科医师分会. 中国肾脏疾病高尿酸血症诊治的实践指南 (2017 版) [J].中华医学杂志, 2017, 97 (25): 1927 – 1936.

[128] 中国医师协会心血管内科医师分会, 中国医师协会循证医学专家委员会. 无症状高尿酸血症合并心血管疾病诊治建议 (中国专家共识)[J].中国当代医药, 2009, 16 (24): 4 – 8.

[129] 曾小峰, 陈耀龙.2016 中国痛风诊疗指南 [J].浙江医学, 2017, 39 (21): 1823 – 1832.

[130] 刘清泉, 夏文广, 安青长. 中西医结合治疗新型冠状病毒肺炎作用的思考 [J].中医杂志, 2020, (2): 1 – 2.

[131] 郑榕, 陈琴, 黄铭涵. 从"寒湿疫毒"辨治新型冠状病毒感染肺炎 [J].中国中

医药信息杂志，2020，27（8）：1-3.

［132］清·雷丰.时病论［M］.北京：中国中医药出版社，2011.

［133］清·石寿棠.医原［M］.南京：江苏科学技术出版社，1983.

［134］杨华升，王兰.姜良铎从"气不摄津"认识新型冠状病毒肺炎［J］.当代中医，2020（2）：1-4.

［135］谢淑梅.体表定位振动排痰联合膨肺吸痰在急诊机械性通气患者中的应用效果观察［J］.2016，11（2）：202-205.

［136］高一萍.再析"去菀陈莝"［J］国医论坛.2007，22（5）：48.

［137］清·雷丰.时病论［M］.北京：中国中医药出版社，2011.

［138］清·李用粹.证治汇补［M］.北京：中国中医药出版社，2008.

［139］苏凤哲，张华东，路志正.上下交损治其中［J］.世界中西医结合杂志，2009，4（10）：685-687.

［140］清·叶天士.临证指南医案［M］.北京：中国中医药出版社，2008.